Anny Hartmann

Zu intelligent für Sex?

Mit Illustrationen von Veronika Giesler

Lappan

Das vorliegende Werk wurde durch die
Textagentur wort-union.de vermittelt.

© 2009 Lappan Verlag GmbH
Postfach 3407, D-26024 Oldenburg,
www.lappan.de

Druck und Bindung: L.E.G.O. S.p.a., Vicenza
Printed in Italy

ISBN 978-3-8303-3193-3

Der Lappan Verlag ist ein Unternehmen
der Verlagsgruppe Ueberreuter, Wien.

Liebe Leserin!

Woher ich weiß, dass Sie eine Frau sind? Na, Sie haben doch nach dem Buch gegriffen! Wahrscheinlich, weil Ihnen der Titel gut gefallen hat. Und das zeigt, dass Sie denken, irgendwas mit Ihnen könnte nicht in Ordnung sein. So denken nur Frauen. Männer gehen davon aus, dass mit Ihnen alles in Ordnung ist.

Das Buch ist aus meinem gleichnamigen Kabarett-Soloprogramm entstanden, das ich geschrieben habe, weil auch ich oft denke, dass mit mir irgendwas nicht okay ist.

Damit wir alle ein bisschen aufhören, uns ständig infrage zu stellen, habe ich erst das Programm und nun das Buch geschrieben. Okay, das Buch habe ich geschrieben, weil der Lappan-Verlag den Titel toll fand und überzeugt war, dass ich ein amüsantes Buch schreiben kann.

Ich denke, das ist mir gelungen.

Sie können natürlich trotzdem noch in mein Soloprogramm kommen. Denn so, wie sich in diesem Buch Texte finden, die nicht in meinem Bühnenprogramm vorkommen, so rede ich auf der Bühne auch über Themen, die in diesem Buch keinen Platz gefunden haben. Mal ganz abgesehen davon, dass ich Sie in diesem Buch nur mit meinem Text und nicht wie auf der Bühne auch mit meinem Charme bezirzen kann.

Ich wünsche Ihnen viel Spaß mit diesem kleinen, feinen, lustigen Buch und freue mich darauf, Sie bald im Theater begrüßen zu dürfen.

Ihre schnuckelige kleine Komikerin

Anny Hartmann

Inhalt

Kapitel I: *Zu intelligent für Sex?*

Testfragen: Sind Sie intelligent? 12

Hoher IQ = wenig Sex? 13

Warum sind Akademikerinnen Singles? 18

Tipps: Wählen Sie das richtige Studium! 23

Kapitel II: *Zu selbstkritisch für Sex?*

Testfragen: Sind Sie selbstkritisch? 32

Je intelligenter, desto Selbstzweifel? 33

Was ist das wahre Problem der Problemzonen? 37

Tipps: So werden Sie selbstbewusst! 41

Kapitell III: *Zu erfolgreich für Sex?*

Testfragen: Sind Sie erfolgreich? 48

Erfolg im Beruf = Misserfolg bei Männern? 49

Ist Ihr Terminkalender das Problem? 53

Tipps: So kaschieren Sie erfolgreich Ihren Erfolg! 58

Kapitel IV: *Zu lustig für Sex?*

Testfragen: Sind Sie lustig? 64

Passen Frauen, Humor und Sex zusammen? 65

Warum ist es nicht egal, wer den Witz macht? 71

Tipps: Sprüche, die Sie vermeiden sollten! 73

Kapitel V: *Zu gebunden für Sex?*

Testfragen: Sind Sie gebunden? 78

Ist Sex nicht wichtig? 79

Ist Monogamie doch keine Lösung? 82

Tipps: So vereinbaren Sie Partnerschaft und Sex! 87

Kapitel I

Zu intelligent für Sex?

„Frauen sind klüger als Männer. Aber davon wird die Wohnung auch nicht sauber!"

Jerry Lewis, amerikanischer Komiker

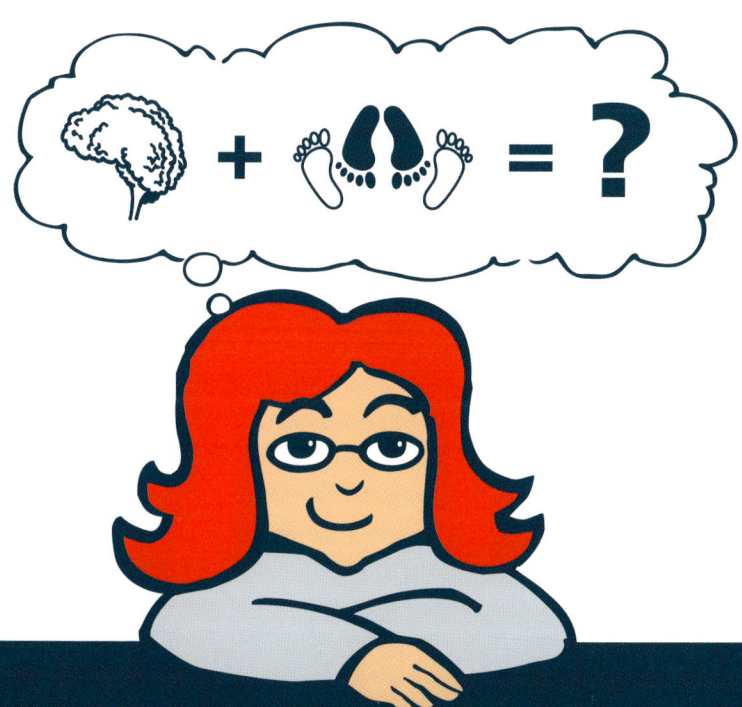

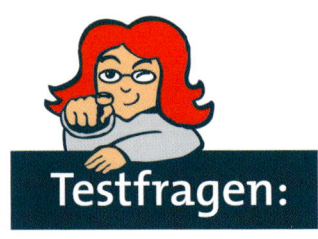

Testfragen:

Sind Sie intelligent?

1. **Sie wollen dieses Buch ...**

a) ... selber lesen.

b) ... in eine neue Kamasutra-Stellung einbauen.

c) ... ins Regal stellen, bis das Hörbuch erscheint.

2. **2 + 2 ist gleich:**

a) 4

b) Partnertausch

c) 5? 13? Moment, ich hol den Taschenrechner.

3. **Mit welchem Spruch kann man Sie anmachen?**

a) Du hast Augen wie Albert Einstein.

b) Deine Haarfarbe passt wunderbar zu meinem Bettbezug.

c) Auch hier?

Auflösung siehe Seite 89

Hoher IQ = wenig Sex?

So einfach ist das natürlich nicht. Die Sexualforschung hat nachgewiesen, dass man nicht nur zu intelligent für Sex sein kann, sondern auch zu dumm. Es gilt also auch: Niedriger IQ = wenig Sex! Bereits bei Jugendlichen lässt sich feststellen:

$$IQ > 100 = \text{wenig Sex}$$
$$IQ < 70 = \text{wenig Sex}$$

Ein Hoch auf das Mittelmaß! Zu dumm für Sex geht also auch. Und das gibt Grund zur Hoffnung. Heißt es doch, dass unsere Hauptschüler gar nicht so dumm sein können, denn sonst gäbe es nicht so viele Teenager-Schwangerschaften.

Aber was ist los mit der geistigen Elite? Warum hat sie keinen Sex? Weil Sex ihnen zu profan ist! Andere Dinge sind wichtiger und kosten so viel Zeit, dass für Sex kein Spielraum bleibt. Schon gar kein Vorspielraum. Aber was ist mit dem Klischee, dass Männer immer nur das Eine wollen? Wenn nicht gerade Fußball läuft, ist das Eine übrigens SEX! Landläufig glaubt man, dass ein Mann immer mit jeder Frau ins Bett will, auch wenn er bereits 10 Ehe- und Ex-Frauen und 20 Kinder und Kuckuckskinder hat.

Die Ausnahme von der Regel tritt ein, wenn er die Frau VOR dem Sex nach ihrer Meinung fragt. (Keine Angst, wenn er nach dem Sex nach ihrer Meinung fragt, ist das völlig in Ordnung. Die Standardfrage lautet: „Wie war ich?" Darauf will der Mann übrigens keine ehrliche Antwort, er will bloß eine Bestätigung seiner Fähigkeiten im Lendenwirbelbereich.) Nehmen wir an, Sie haben ein Date. Der Mann lädt Sie zum Essen ein, und Sie denken sich: „Ein super Typ, da kann ich an einem Abend gleich beide Hobbys verbinden!" (Okay, vielleicht würde nur ich das denken, vielleicht essen Sie nicht so gern wie ich.) Dennoch freuen Sie sich auf das

Date. Sie treffen sich mit dem potenziellen Sexualpartner im Restaurant, er ist gut gekleidet, riecht gut und kann sich auch außerhalb der Dämmerung sehen lassen. Sie essen, trinken und unterhalten sich gepflegt, ab und zu wird sogar gelacht. Und Sie denken schon: „Volltreffer!" Doch was passiert? Der Traummann fragt Sie ernsthaft nach Ihrer Meinung! Und zwar nicht danach, wie Sie die Farbe seines Autos finden, sondern er will Ihre Meinung zu einem gesellschaftlich relevanten Thema wissen! Schlimmer hätte es gar nicht kommen können.

Wissen Sie, wie der Abend weitergeht? Sie antworten auf die Frage, unterhalten sich weiter angeregt, er bringt Sie nach Hause und gibt Ihnen zum Abschied einen Kuss auf die Stirn! Den Kumpelkuss! Sie sind also für ihn nur ein Kumpel.

Was ist passiert? Wenn man sich als Frau mit einem Mann auf Augenhöhe unterhält, vergisst er, dass man auch unterhalb der Augen noch weitergeht. Die Frau ist für ihn vom Hals an abwärts unsichtbar. Doch wie lässt sich dieser „Sprechen-macht-blind-Effekt" vermeiden? Vielleicht, indem sich die Frau weiblicher kleidet, um den Blick des Mannes gar nicht erst auf die Augen zu lenken? Leider ist das nicht so einfach, wie sich das anhört. Denn in der Mode hat der Schlankheitswahn einen regelrechten Siegeszug angetreten. Mal abgesehen davon, dass ein Großteil der Damenmode von schwulen Designern entworfen wird, die nicht gerade eine Vorliebe für weibliche Körperformen zu haben scheinen.

Ich habe neulich versucht, ein weibliches Outfit zu kaufen. Es war zum Verzweifeln, ein Laden schlimmer als der andere. In einem Geschäft gab es Oberteile, die bestanden aus maximal drei bis fünf Schnüren. Wer's mag okay, aber wenn ich so etwas anziehe, sind drei der fünf Schnüre sofort verschwunden. Verschollen im Hüftgolddreieck. Ich dachte die ganze Zeit: „Haben die hier nicht auch was mit Stoff? Kostet doch alles Geld, kann ruhig ein bisschen was dran sein!" Bis ich weit hinten an der Treppe ein Schild erspähte, auf dem stand: „Damenbekleidung 1. Etage." Erst da habe ich das System des Geschäfts verstanden. Die Damenbekleidung gab es nur in der 1. Etage, das Erdgeschoss war reserviert für Asi-Bratzen! Ich habe das Vorhaben dann aufgegeben. Wahrscheinlich hätte mir ein neues Outfit sowieso nicht geholfen. Denn laut einer Freundin bin ich generell zu intelligent für Sex. Sogar auch ohne dass mich ein Mann vorher nach meiner Meinung fragt. Wie sie darauf kommt?

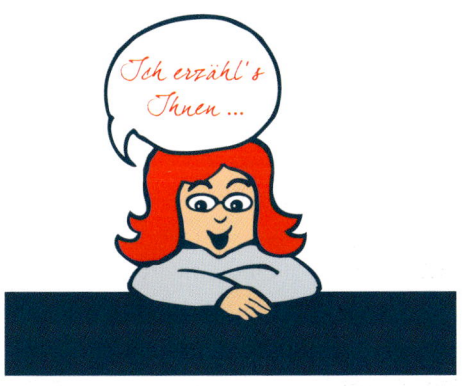

Fast alle Menschen sagen, dass ich jünger aussehe, als ich tatsächlich bin. Das freut mich sehr. Wenn ich zu Hause im Spiegel mein Gesicht betrachte, denke ich auch immer: „Och, das ist echt nicht schlecht, jünger auszusehen." Allerdings höre ich am Gesicht nicht auf, da folgt noch ein Körper. Also mal ganz abgesehen von der Schwerkraft, ist es bei mir so, dass ich zwar im Gesicht jünger aussehe, am Körper aber leider die Fettverteilung einer durchaus älteren Generation aufweise. Ich finde mich nicht wirklich zu dick, aber es ist so, dass ich von der Figur, die ich mit Mitte 20 hatte, so zwei bis drei Kleidergrößen entfernt bin. Und ich finde das auch in Ordnung. So ist es halt im Leben: Im Alter wird vieles leichter, nur man selber nicht! Das

Problem dabei sind die Männer. Wenn Männer mich angucken, denken sie, ich sei Ende 20, Anfang 30. Und wenn die dann meine Figur sehen, kommt denen folgender Gedanke: „Also wenn das Mädel jetzt schon so aussieht, will ich nicht wissen, wie das in 10 Jahren ist!" Ich gebe zu, ich habe deswegen schon mal daran gedacht, mir Falten spritzen zu lassen. Mit Botox müsste das doch möglich sein. Das Gesicht in Falten legen und dann mit Botox lähmen – und fertig ist die altersgerechte Optik. Okay, das ist eine Schnapsidee. Ich finde Schönheitsoperationen bescheuert. Mal abgesehen von den Schmerzen ist so eine OP teuer – was ich von dem Geld alles essen könnte!

Mir hat ein Freund vorgeschlagen, mal über eine Fettabsaugung nachzudenken. Nein, ganz so hart hat er es nicht gesagt, er hat es charmanter formuliert: „Ich glaube, du bist Single, weil du einfach zu dick bist, um einen Freund zu haben!" Die Aussage hat mich natürlich getroffen – und jetzt kommt meine Freundin ins Spiel. Ich habe ihr davon erzählt, und sie hat sich total aufgeregt: „So eine Unverschämtheit! Das ist ja wohl das Allerletzte! Und überhaupt ist das Blödsinn, an deinem Gewicht liegt das auch gar nicht, dass du Single bist, das liegt daran, dass du zu intelligent bist!"

HÄ????!! Zu intelligent für Sex?

Da bin ich ins Grübeln gekommen. Wie soll ich mit diesen gutgemeinten Ratschlägen umgehen? Soll ich mich geschickter kleiden, um dadurch schlanker zu wirken? Oder soll ich meine Energien doch lieber darauf verwenden, dümmer zu wirken? Also nicht dick und doof, sondern dumm und schlank? Ich war ratlos.

Dann habe ich aber in einer Fachzeitschrift, ich glaube, es war die *Brigitte*, gelesen, dass man Folgendes festgestellt hat: Wenn man eine radikale Diät macht, verliert man automatisch Gehirnvolumen. Sollte es tatsächlich so einfach sein? Wir nehmen alle radikal ab, verblöden dabei und dann klappt es auch mit dem Nachbarn? Dann werden wir alle nur noch „nachher" nach unserer Meinung gefragt?

Vielleicht ist der Schlankheitswahn gar kein Modediktat, sondern ein Partnerschaftsprogramm? Eingefädelt von Machos, die keine intelligente Frau an ihrer Seite haben wollen? Und wenn dem so ist, wollen Sie so einen Mann wirklich haben? NEIN!

Sie sind intelligent, und wenn die Männer damit nicht klarkommen, ist das deren Problem! Wir wissen schließlich Besseres mit unserer Zeit anzufangen, als Sex zu haben!

Wieso fällt mir nur gerade jetzt nicht ein, was???

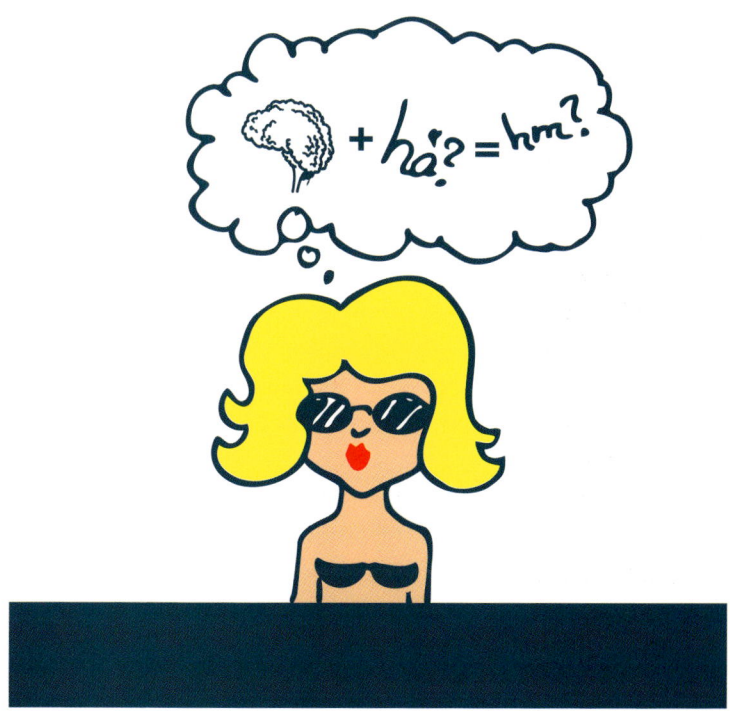

Warum sind Akademikerinnen Singles?

Ja, es ist wahr: Akademikerinnen sind überproportional häufig von der Single-Krankheit befallen. Woher kommt das?
Wird die Single-Krankheit durch ein Virus verursacht, das man sich im Studium automatisch einfängt? Im Gegensatz zu einem Mann. Den fängt man sich im Studium nicht automatisch ein. Obwohl häufig zu beobachten ist, dass einige naive Exemplare der Gattung Studentin tatsächlich diesen Aberglauben hegen. Diese besondere Spezies erkennen Sie an folgenden Merkmalen:

Die Männerfang-Studentin:

- sitzt hauptsächlich in Tutorien, die von jungen, attraktiven Doktoranden gehalten werden, gerne auch im Fach Mathematik – auch wenn sie Theaterpädagogik studiert. In diesem Fachbereich gibt es eben keine heterosexuellen, attraktiven Tutoren, da besucht man auch mal eine Mathe-Vorlesung. Es geht hier nicht um das Verständnis des Lehrstoffes, sondern um das Besichtigen des Lehrkörpers.
- ist immer auffallend bunt und/oder knapp bekleidet, je nach Jahreszeit auch beides. Verurteilen Sie die Studentin dafür nicht. Im Tierreich ist ein buntes Federkleid ein legitimes Mittel, um den potenziellen Partner anzulocken.
- sitzt immer in der ersten Reihe. Sonst sieht man ihr buntes Federkleid nicht. Die drei Stunden morgens im Bad und vor dem Spiegel sollen sich ja auch lohnen.

- belohnt jede zarte Andeutung eines möglichen kleinen Scherzes des attraktiven Tutors mit lautem Lachen, begleitet vom schwungvollen Schütteln des meist blonden Haupthaares. (Dass die Männerfang-Studentin meist blond ist, hat einen guten Grund, aber dazu kommen wir später.)
- hat nach der Vorlesung immer mindestens eine wichtige Frage, meistens so kompliziert, dass der attraktive Tutor sie zur Klärung in seine Sprechstunde bitten muss.
- sieht ihr Lebensmotto so: Wer seinen Doktor im dritten Semester noch nicht hat, der muss ihn selber machen!
- hat für die Frage: „Was wollen Sie mal werden?" nur Gelächter übrig. Die Antwort ist glasklar: „Frau Doktor!" Oder genauer formuliert: „Frau vom Doktor!"

Leider ist die Erfolgsquote der Männerfang-Studentin nicht sehr hoch. Oft bemerkt sie ihre Erfolglosigkeit erst, wenn sie ihr Studium – fast nebenbei – schon beendet hat. Doppelt tragisch, denn ihre Chancen, dann doch noch einen Doktor zu heiraten, sind durch ihren akademischen Status verschwindend gering.

Woran also liegt es, dass Akademikerinnen oft keinen passenden Partner finden? Haben Sie zu hohe Ansprüche? Wenn der Anspruch, einen gleichberechtigten Partner an seiner Seite zu haben, zu hoch ist, dann: JA! Denn aller Emanzipation zum Trotz ist es nach wie vor so, dass der Mann eher eine weniger gebildete Partnerin heiratet als eine gleich gebildete.

- Der Arzt heiratet die Krankenschwester.
- Der Chef heiratet die Sekretärin.
- Der Chemiker heiratet die Laborassistentin.
- Der Priester heiratet die Haushälterin.
  Ein Scherz! Die haben natürlich nur eine heimliche Affäre.

Das Beuteschema des gebildeten Mannes lautet:
• Hübsche Frau, Bildung egal!

Frauen hingegen wollen einen Mann mit gleichem Bildungs-
stand an ihrer Seite. Natürlich gibt es auch Männer, die eine
gebildete Frau bevorzugen. Nennen wir diese Männer einfach
„Helden". Leider gibt es zu wenig Helden auf dieser Welt!
Woher aber kommt die Affinität des Mannes zum nicht-aka-
demischen Weib? Die Erklärung ist ganz einfach: Das Studium
war dem Mann schon anstrengend genug! Was das Problem
zusätzlich verstärkt, ist die Tatsache, dass die Anzahl der Akademikerinnen stetig steigt, während immer weniger Männer
überhaupt das Abitur schaffen. Was folgt daraus? Immer mehr
Akademikerinnen wollen einen der wenigen, vom Aussterben
bedrohten Helden!
Doch warum wollen Frauen unbedingt einen Helden? Warum
geben sie sich nicht einfach mit einem weniger gebildeten
Mann zufrieden? Frauen wollen einen Partner, mit dem sie reden können, der sie versteht. Männern reicht es, wenn die Frau
zuhört.
Aber auch der Mann bekommt irgendwann ein Problem. Denn
der Vorrat an ungebildeten Frauen nimmt stetig ab. Während
der Lagerbestand an wenig gebildeten Männern weiterhin
steigt. Wenn nun alle Männer eine Frau heiraten wollen, die einen geringeren Bildungsgrad als sie selbst aufweisen, gleichzeitig immer mehr Männer immer weniger gebildet sind, während
immer mehr Frauen hochgebildet sind, wer heiratet dann die
Dummies? In Zukunft werden also nicht nur die hochgebilde-
ten Frauen von der Single-Krankheit betroffen sein, sondern
auch die wenig gebildeten Männer.
Das Beruhigende daran ist: Die Single-Krankheit wird also nicht
durch ein Virus verursacht, das man sich im Studium automa-

tisch einfängt. Das Beunruhigende daran ist: Diese heimtückische Krankheit scheint ihren Anfang gänzlich unbemerkt schon in der Schulzeit zu haben. Und sie befällt Männer und Frauen gleichermaßen, nur mit umgekehrten Vorzeichen. Was können wir also tun, um diese Krankheit erfolgreich zu bekämpfen? Es bieten sich drei Lösungsansätze:

Lösungsansatz 1: *Frauen täuschen vor*

Ja, es ist so weit: Wir gebildeten Frauen kommen so oder so ums Vortäuschen nicht mehr herum. Um überhaupt in die Gelegenheit zu kommen, beim Sex mal wieder einen Orgasmus vortäuschen zu dürfen, müssen wir vorher schon geistige Unterlegenheit vortäuschen! Verschweigen Sie also Ihr Studium und stellen Sie sich dumm. Sie glauben, Sie können das nicht? Dann hier die drei einfachsten Mittel, um sich im Gespräch mit einem Mann dumm zu stellen:

- Legen Sie den Kopf schräg und reißen die Augen so weit wie möglich auf!
- Sagen Sie nichts! Hören Sie nur zu! Stellen Sie höchstens Fragen. „Echt?"(gesprochen: Ääächt?), „Wirklich?" und „Hä?" reichen vollkommen.
- Kichern Sie ab und zu unmotiviert!

Lösungsansatz 2: *Männer denken um*

Haha! Halten Sie das wirklich für einen realistischen Lösungsansatz? Sehen Sie, ich wusste doch, dass Sie das mit dem „Sich-dumm-Stellen" schaffen!

Lösungsansatz 3: *Schule gleicht aus*

Wir müssen umdenken in der Bildungspolitik! Förderung von Hochbegabten? Papperlapapp! Hochbegabte sind häufig Mädchen – eine Förderung verstärkt nur das Problem. Wir müssen intelligente Mädchen mit langweiligen Aufgaben betrauen, so gewöhnen sie sich schon jetzt an ihre Zeit als Ehefrau. Gefördert werden müssen die Jungs. Der Unterricht sollte auf die Bedürfnisse eines männlichen Gehirns ausgerichtet werden:

- Grammatikunterricht erfolgt nur noch durch Korrektur von Fußballer-Interviews.
- Biologie befasst sich allein mit der menschlichen Fortpflanzung.
- Chemieunterricht beschäftigt sich mit der Gärung von Alkohol.
- Im Mathe-Unterricht werden ausschließlich Tordifferenzen und Abstiegschancen berechnet.
- Im Fach Religion geht es um die Glaubensrichtungen „Fußball" und „Formel 1".

Nur so können wir dafür sorgen, dass endlich wieder Chancengleichheit bei der Partnerwahl besteht. Ihre Kinder werden davon profitieren. Natürlich nur, wenn Sie einen der wenigen Helden ergattern, um mit diesem Kinder zu zeugen.

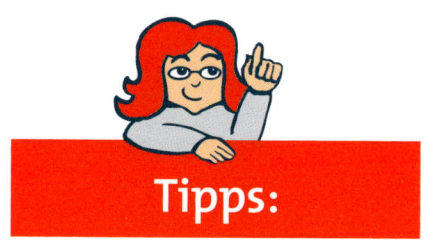

Tipps:

Wählen Sie das richtige Studium!

Wenn Sie auch nach der Lektüre des vorherigen Kapitels unbedingt studieren wollen, sollten Sie ein paar Tipps beachten. Oder diese Tipps an Ihre Tochter weitergeben. Falls Sie einen der wenigen Helden ... na, Sie wissen schon.

Tipp 1:

Ist ein Studium das Richtige?

Überlegen Sie sich bitte ganz genau, ob Sie wirklich studieren wollen. Brauchen Sie unbedingt einen Universitätsabschluss? Schüchtert es die Männer nicht schon genug ein, dass Sie das Abitur geschafft haben? Wollen Sie diese Männer weiter verunsichern? Na gut, Sie haben es nicht anders gewollt! Dann sollten Sie aber besondere Sorgfalt auf die Auswahl Ihres Studienfachs legen.

Tipp 2:

Die richtige Fakultät finden

Universitäten bieten eine Vielzahl von Studienfächern an, die an verschiedenen Fakultäten unterrichtet werden. Es gibt
A) die Erziehungswissenschaftliche,
B) die Naturwissenschaftliche,
C) die Geisteswissenschaftliche und
D) die Wirtschaftswissenschaftliche Fakultät.
Schauen wir uns diese Fakultäten genauer an!

A) Die Erziehungswissenschaftliche Fakultät

Hier können Sie getrost studieren! Kein Mann wird eingeschüchtert sein, wenn Sie Pädagogik studieren, denn Sie beschäftigen sich mit der Aufzucht und Handhabung kleiner Kinder. Ein Tätigkeitsfeld, in dem seit Jahrhunderten ohnehin fast ausschließlich Frauen tätig sind. Das nimmt kein Mann ernst. Zudem werden Sie im Umgang mit Kleinkindern geschult, das soll in Beziehungen mit Männern schon oft hilfreich gewesen sein.
Sie denken, Sie haben jetzt schon das perfekte Studium gefunden? Glauben Sie! Aber welcher Mann studiert schon Pädagogik? Es sei denn, er will Lehrer werden. Und dann haben Sie zu Hause einen Mann, der Ihre Einkaufszettel korrigiert (mit dem Rotstift!) und immer alles besser weiß. Mit dem müssen Sie im Sommer dann auch noch 6 Wochen in Urlaub fahren! In der Hauptferienzeit!
Ich weiß, es gibt ja auch noch die Sozialarbeitsstudenten. Aber das studiert der Mann doch nur, weil er später im Beruf mit seinen Klienten weiter kiffen kann. Nun, wenn Sie nichts gegen

einen Mann mit einem gewissen Phlegma haben – so ein Kiffer hat auch Vorteile: Er ist träge, daher geht er vermutlich seltener fremd, das ist ihm zu anstrengend.

Alle anderen Sachen allerdings auch!

B) Die Naturwissenschaftliche Fakultät

Der große Vorteil an dieser Fakultät ist, dass auf jeden weiblichen Studenten eine Vielzahl männlicher Studenten kommt. Die rein quantitativen Auswahlmöglichkeiten sind also gut.

Aber wie sieht es mit der qualitativen Auswahl aus? Haben Sie schon mal Studenten vor der Mensa beim beliebten Spiel „Fakultäten raten" zugesehen? Man sitzt dabei zusammen in der Sonne und versucht, die vorbeikommenden Studenten anhand ihrer Optik den einzelnen Fakultäten zuzuordnen. Der Satz, der dabei am häufigsten fällt, lautet: „Boah, sieht der grausam aus, der muss Physiker sein!" Soviel zur optischen Qualität der Naturwissenschaftler.

Hinzu kommt noch, dass sich viele Naturwissenschaftler gerade für die natürlichste Sache der Welt kaum interessieren. Bei Umfragen an diversen amerikanischen Universitäten wurde festgestellt, dass sich im Fachbereich Biologie die meisten Jungfrauen finden. Von wegen „Probieren geht über Studieren"!

Sie denken jetzt vielleicht: Egal, Sex kann man dem Mann beibringen und die Kleidung kaufe ich dann eben auch für ihn. Stimmt, das ginge. Und ich gebe zu, der Naturwissenschaftler hat noch einen Vorteil: Er wirkt auf andere Frauen dank seiner trockenen Ausstrahlung kaum attraktiv. Sie brauchen sich also keine Sorgen zu machen, dass Ihnen jemand diesen Mann abspenstig macht.

Das perfekte Studium, denken Sie? Klar, Sie sind eine der wenigen Frauen und haben freie Auswahl. Aber das hilft Ihnen nicht. Die Naturwissenschaftler sind so mit Ihren Forschungen und Theorien beschäftigt, die nehmen Sie gar nicht erst wahr! Genauso wenig wie Modetrends.

C) Die Geisteswissenschaftliche Fakultät

Auf den ersten Blick eine gute Wahl. Ein relativ ausgewogenes Verhältnis zwischen männlichen und weiblichen Studenten, keine besonderen Modesünden, wenig Phlegma. Aber was wird an dieser Fakultät hauptsächlich unterrichtet? Hinterfragen und Ausdiskutieren.

Nehmen wir mal an, Sie treffen da einen für Sie attraktiven Mann. Das erste Problem wird sein, dass Sie ihn von Ihrer realen Existenz überzeugen müssen. Als Philosoph wird er sich fragen, ob Sie nicht vielleicht nur eine Idee in seinem Kopf sind. Oder ob er nicht nur eine Figur ist, die sich jemand anderer ausdenkt, die der Illusion erliegt, eine tolle Frau getroffen zu haben. Oder ob Sie sich IHN denken, der sich wiederum Sie denkt. Bis der Mann seine Überlegungen abgeschlossen hat, sind Sie vermutlich bereits in den Wechseljahren. Gehen wir aber mal optimistisch davon aus, dass Sie einen tollen Mann treffen, der Ihre Existenz nicht anzweifelt und sich auf eine Beziehung mit Ihnen einlässt. Wie sieht so eine Beziehung dann aus? Wenn Sie einen normalen Mann fragen: „Was denkst du gerade?", lösen Sie entweder einen Fluchtimpuls aus oder Sie erhalten eine ehrliche Antwort: „Ich überlege gerade, wenn Arminia morgen gegen Borussia unentschieden spielt und gleichzeitig Greuther Fürth gegen Mainz verliert, wobei der MSV auswärts gewinnt, dann könnten die im Relegationsspiel auf Nürnberg treffen,

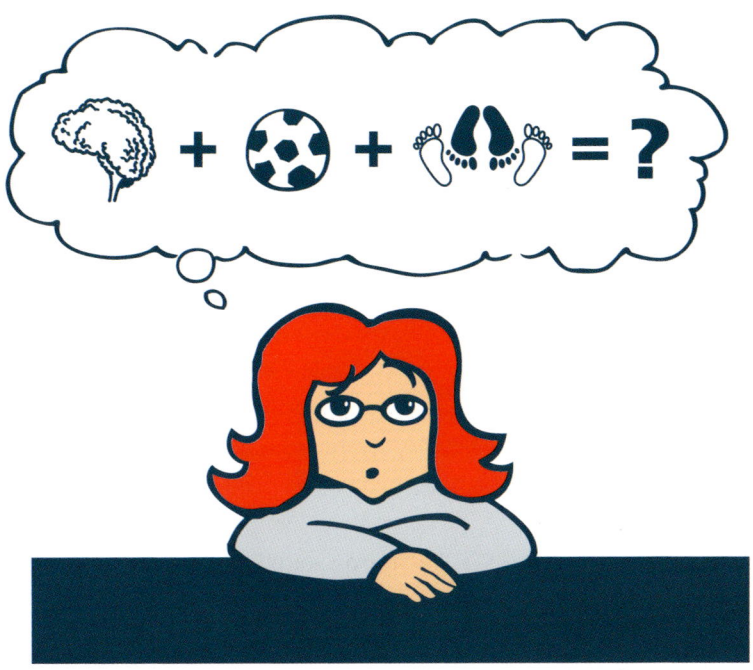

und weil Leverkusen seine ausgeliehenen Spieler zurückholt,
ist Nürnberg geschwächt, und so könnte, bei einem vorherigen
Trainerwechsel auf Schalke, Arminia dann ja doch blablabla..."
Die Frage können Sie sich bei einem normalen Mann also spa-
ren. Was aber passiert, wenn Sie einem Mann von der Geistes-
wissenschaftlichen Fakultät diese Frage stellen? Sie werden mit
ihm bis in die frühen Morgenstunden diskutieren! Sind wir, weil
wir denken? Und ist es dabei egal, was wir denken? Denken wir
überhaupt? Oder werden wir gedacht? Und weiter geht's siehe
oben! Sie finden das nicht schlimm? Dann frage ich Sie: Was
meinen Sie, wann Sie mit so einem Mann Sex haben können?
Wahrscheinlich nie. Denn bei ihm geht Diskutieren über Kopu-
lieren.

D) Die Wirtschaftswissenschaftliche Fakultät

Wenn Sie meinen Rat wollen: Meiden Sie diese Fakultät. Wenn Sie meinen, hier könnten Sie sich einen tollen Mann angeln und vorher noch lernen, wie Sie sein Geld am besten ausgeben, lassen Sie sich gesagt sein, das funktioniert nicht. Denn erstens ist der Anteil der Männerfang-Studentinnen besonders hoch und zweitens treffen Sie dort nur auf Betriebs- oder Volkswirtschaftsstudenten. Was daran so schlimm ist? Der BWLer studiert in den meisten Fällen nur, um die Firma seines Vaters erben zu können. Leider erbt er auch dessen Verhaltenskodex und wird Sie früher oder später mit seiner Sekretärin betrügen.

Der VWLer studiert in den meisten Fällen zwar aus wirklichem Interesse, aber erstens finden Sie so einen kaum (auf 1000 BWLer kommen ca. 50 VWLer) und zweitens arbeitet der irgendwann zwangsläufig bei der Bundesbank, und dann müssen Sie in Frankfurt wohnen!

Oder es geht ihm wie mir und er landet bei der Sparkasse.

Sie denken jetzt, das ist doch gar nicht so schlimm. Doch! Sparkassen sind einfach uncool. Die sind so uncool, die waren nicht mal wirklich von der Finanzkrise betroffen. Sparkässler bilden eine eigens aus der Kreuzung zwischen Bankangestellten und Beamten gezüchtete Rasse, die sich durch folgende Merkmale auszeichnet:

- humorfrei,
- gut im Futter,
- erstaunlich bewegungsresistent.

Aber das Zuchtprogramm scheint Lücken aufzuweisen, denn immerhin haben die mich eingestellt. Wie verzweifelt müssen die Personal gesucht haben? Und Verzweiflung beschreibt auch genau mein Gefühl während meiner Sparkassenzeit. Meine Kollegen waren so was von steif und leblos, jeden Morgen, wenn ich ins Büro kam und meine Kollegen gesehen habe, kam ich mir vor wie dieser kleine Junge aus dem Film *The Sixth Sense*: „Ich sehe tote Menschen!" In der Kantine kam ich mir immer vor wie beim Leichenschmaus. Allein wie sich die Sparkässler anziehen. Manchmal sieht man in Katalogen so Klamotten, bei denen man sich denkt: „Mein Gott. Das trägt doch keiner!" Morgens im Büro dachte ich immer: „Doch! Die Kollegen!" Das Dumme war nur, die Kunden waren auch nicht besser. Nicht von der Kleidung her. Aber ich habe in der Hotline fürs Online-Banking gearbeitet, und da riefen wirklich merkwürdige Leute an. Wenn man nicht weiß, wo ein PC angeht, dann lässt man doch die Finger vom Online-Banking, oder? Und es tut mir als Frau in der Seele weh, es schreiben zu müssen, aber am schlimmsten waren die Frauen! Die riefen an und heulten förmlich ins Telefon: „Das funktioniert nicht!" Und das in einer Tonlage, die jede Hundepfeife blass werden lässt.

Natürlich habe ich nachgefragt, was genau denn nicht funktioniert. „Ja, alles!" Gut: Ruhe, Gnade und Geduld war mein Job, also habe ich noch mal nachgehakt: „Wie gehen Sie denn normalerweise vor?" – „Normalerweise macht das mein Mann!" Ja, dann lass die Finger weg, du blöde Bratze! Das habe ich natürlich nur gedacht und nicht gesagt. Zu dem Zeitpunkt glaubte ich noch, dass ich den Arbeitsplatz bräuchte. Außerdem dachte ich mir, die Kundin kannte immerhin die Nummer, die sie anrufen musste, eine Chance hat sie noch verdient, fängst du mal ganz unten an: „Dann sagen sie mir doch mal: Was genau steht auf Ihrem Bildschirm?" – „Eine Pflanze, wieso?"

Die Sparkasse kam mir vor, wie eine riesige Leere, um die man ein Büro einfach drum herum gebaut hat. Ich kam mir vor wie in einer Sekte. Die Sparkasse hat ihre eigenen Regeln und Gebote. Und das Hauptgebot der Sparkässler ist: „Du sollst nicht zuständig sein!" Wenn Sie da jemanden etwas fragen, sagt der:

„Das macht der Kollege!" Das sagen die ALLE! Und Punkt 17 Uhr: Tipp-Ex und hopp, raus aus'm Büro!

Und ich war mir sicher: Den Arbeitsplatz brauche ich nicht! Da werde ich lieber Kabarettistin.

Das würde „Ihrem" geangelten Mann bestimmt genauso gehen. Und um mit einem Kabarettisten zusammen zu sein, müssen Sie nun wirklich nicht studieren!

Sie denken jetzt: Aber welche Fakultät bleibt dann noch? Kommen wir also zu

Tipp 3:
Das richtige Studium

Es gibt ein Studienfach, das gleichzeitig eine eigene Fakultät bildet: JURA. Die Rechtswissenschaftliche Fakultät. Das ist das perfekte Studium für Sie! Sie müssen erstens Mathe nicht beherrschen, können sich zweitens einen Mann angeln (die anderen Männerfang-Studentinnen sind schließlich hinter den BW-Lern her) und lernen drittens, wie Sie auch nach der Scheidung noch SEIN Geld ausgeben können!

Und Sie brauchen für die Scheidung keinen Anwalt – Sie sind ja einer! Am besten eröffnen Sie gleich anschließend eine Kanzlei für Familienrecht und profitieren von Ihrem persönlichen Erfahrungsschatz.

Kapitel II

Zu selbstkritisch für Sex?

„Solange die Welt glaubt, man sei nett zu einer Frau, weil man ihren Arsch lobt, haben wir keine Gleichberechtigung."

Beth Ditto, Sängerin The Gossip

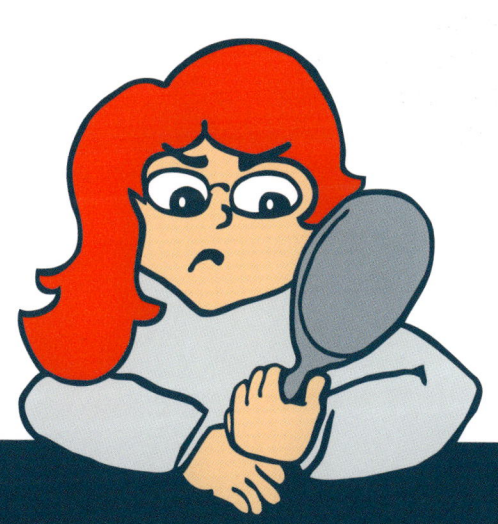

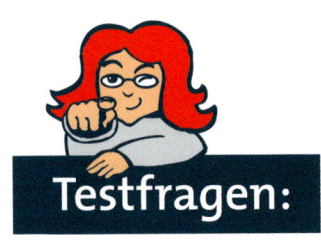

Testfragen:

Sind Sie selbstkritisch?

1. **Sie haben dieses Buch gekauft, weil …**

   a) … Sie wissen, dass Sie es gut brauchen können.

   b) … Sie es in eine neue Kamasutra-Stellung
       einbauen wollen.

   c) … Sie noch keins hatten.

2. **Wenn ein Mann zu Ihnen sagt: „Der grüne Pulli steht dir aber gut", denken Sie …**

   a) … der rote gefällt ihm also nicht.

   b) … du hast mich noch nicht ohne gesehen!

   c) … Was? Das ist grün?

3. **Was schießt Ihnen durch den Kopf, wenn Sie vorm Spiegel stehen?**

   a) Hilfe, ich bin eine Großbaustelle!

   b) Wieso vorm Spiegel stehen? Der hängt doch
       überm Bett.

   c) Die sieht ja genauso aus wie ich.

Auflösung siehe Seite 89

Je intelligenter, desto Selbstzweifel?

Intelligenz ist fraglos eine tolle Eigenschaft. Eine Eigenschaft, die es einem ermöglicht, Dinge zu verstehen und zu hinterfragen. Bei Frauen ist diese Eigenschaft allerdings kontraproduktiv. Frauen neigen sowieso dazu, alles, und vor allem sich selbst, ständig zu hinterfragen. Intelligenz befähigt sie also nur, sich selbst zu demontieren und für all ihre vermeintlichen Schwächen zu kasteien. Intelligenz sorgt dafür, dass seichte Selbstzweifel die Tiefe eines Vulkankraters erhalten.

Aber auch ohne ausgeprägte Intelligenz kommt man als Frau heutzutage an Selbstzweifeln nicht vorbei. Darf ich raten? Sie sind nicht 100%ig zufrieden mit Ihrer Figur? Sie finden sich zu dick? Wenn Sie die Mager-Models auf den Plakaten, Zeitschriften-Covers und im TV sehen, möchten Sie sich da nicht auch am liebsten übergeben? Also natürlich nur im übertragenen Sinne. Schade eigentlich, sonst wäre das der perfekte Weg zur Traumfigur: Vom TV zum WC und zurück und gleich noch mal.

Es lässt sich nicht leugnen, der Schlankheitswahn hat zugenommen. Im Fernsehen werden die Frauen immer dünner. Das fällt Ihnen gar nicht mehr auf? Haben Sie sich an den Anblick schon gewöhnt? Dann erinnern Sie sich doch mal an die Zeit, als Ally McBeal gestartet ist, da haben wir doch alle gedacht: „Mein Gott, gebt der Frau was zu essen!" Heute würde uns das nicht mehr einfallen. Denn bedauerlicherweise ist es so, dass Schönheit etwas mit Gewohnheit zu tun hat. Alles, was wir häufiger sehen, halten wir irgendwann für schön. Ich gebe zu, in Beziehungen klappt das nur die ersten zwei Jahre. Der Rest ist Toleranz!

Im TV ist es heutzutage so, dass Männer dick sein dürfen, Frauen aber nicht. Gut, Männer sind natürlich nicht dick, die sind stattlich. Und die Frauen sind auch nicht dick, die sind fett.

Da wird mit unterschiedlichem Maß gemessen. Anfang 2009 gab es eine große Diskussion, weil sich herausgestellt hatte, dass die Deutschen die dicksten Europäer sind. In den Nachrichten wurde gesagt: „2/3 aller Männer und über die Hälfte aller Frauen sind zu dick." Wenn man da mal nachrechnet ...

Als Frau bekommt man ein schlechtes Gewissen vermittelt, wenn man nicht dem medialen Idealmaß entspricht. Als ob wir nicht auch so schon oft genug unzufrieden mit uns sind. Haben Sie mittlerweile auch schon ein schlechtes Gewissen beim Essen? Ich befürchte, bald müssen wir Frauen auf einer Party nicht nur zum Rauchen, sondern auch zum Essen auf den Balkon! Wenn wir Glück haben, gibt es ein kaltes Büfett, das kann wenigstens nicht mehr auskühlen.

Wissen Sie, was mir passiert ist? Ich saß im Café, ein Bekannter kam vorbei, guckte entsetzt auf meinen Tisch und fragte: „Sag mal, nimmst du etwa Zucker?" Ich wollte scherzen und antwortete: „Nö, keine Angst, das ist nur Koks!" Da war der tatsächlich beruhigt!

Früher, da haben die Leute Gebeine angebetet! Und heute? Tun sie es wieder! Irgendwann ist es vielleicht so weit, dann geht es in einem Swinger-Club nicht mehr um Sex, sondern um Essen. Jeder darf so viel und mit wem er will ESSEN! Würden Sie da nicht auch sofort Mitglied werden? Essen ist schließlich wie Sex, nur besser! Denn Essen können Sie immer in gewünschter Qualität haben. Der Nachteil an dieser Strategie ist, dass man von Sex abnimmt, vom Essen leider nicht.

Aber dieser Schlankheitswahn gilt nur für Frauen. Bei Männern gilt immer noch: Erfolg mit Bauch geht auch! Ich habe im Fernsehen eine Sendung gesehen, die heißt „Der Dicke". Es wird nie eine Sendung geben, die heißt „Die Dicke". Und wenn eine Frau im Fernsehen dick ist, dann darf sie höchstens hässliche Wohnungen umdekorieren! Dicke Männer gibt es hingegen genug. Wen haben wir da alles? Dietmar Bär, Jürgen Tarrach, Dirk Bach, Reiner Hunold, Dieter Pfaff, Axel Stein, Elton, Markus Maria Profitlich und natürlich Ottfried Fischer – der Bulle von Tölz. Obwohl ich glaube, dass der Körperumfang von Ottfried Fischer dramaturgische Gründe hat. Überlegen Sie doch mal. Wenn der

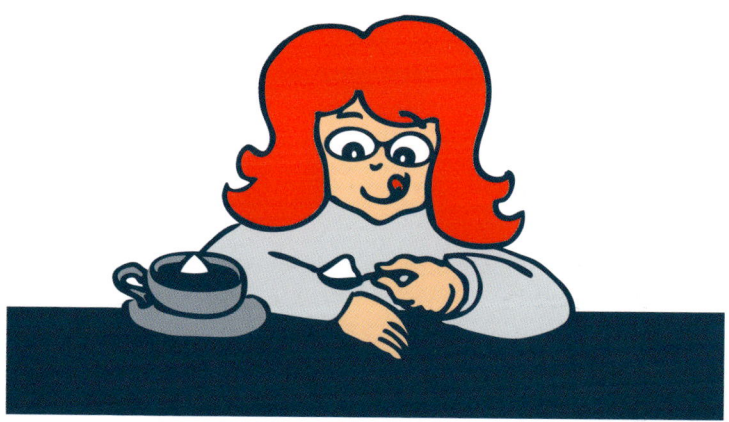

total schlank und beweglich wäre, dann hätte der die Verbrecher immer schon nach 10 Minuten! Und was macht SAT.1 dann mit der restlichen Sendezeit? Wissen Sie, was ich befürchte? Dass dann wieder so etwas wie *The Swan* läuft!
Erinnern Sie sich noch an *The Swan*? Das war eine Sendung, in der sich Frauen Schönheitsoperationen unterzogen haben. Jede OP, jeder Verbandswechsel und jede schmerzverzerrte Miene wurde gefilmt. Der Clou der Sendung war, dass der Partner der jeweiligen Kandidatin seine Frau erst am Ende der Sendung wiedersehen durfte. Und da standen diese Männer, die gelinde

gesagt alle selber nicht gerade Idealmaße hatten, beim großen Finale und sagten zu ihrer Frau: „Toll, Schatz! Endlich bist du schön!" Meinen Sie, eine der Frauen hätte geantwortet: „Ja, und du bist immer noch ein Idiot!" Nein, leider nicht. Stattdessen gab es rührselige Umarmungen.

Was ist da los? Sind Frauen so selbstkritisch, dass sie kein gesundes Selbstwertgefühl mehr besitzen? Die Frauen in dieser Sendung waren meiner Meinung nach gar nicht hässlich, die hätten wirklich keine Schönheitsoperation gebraucht. Eine gute Typberatung wäre völlig ausreichend gewesen. Erster Tipp: „Such dir einen neuen Typen!"

Hier wäre etwas mehr Intelligenz durchaus wünschenswert gewesen. Das hätte die Teilnahme an der Sendung bestimmt verhindert.

Also seien Sie ruhig weiter intelligent! Intelligenz kann zwar Ihre Selbstzweifel vertiefen, hilft Ihnen aber auch dabei, sich in der Öffentlichkeit nicht bloßstellen zu lassen.
Hipp, hipp, hurra IQ!

Was ist das wahre Problem der Problemzonen?

Das wahre Problem der Problemzonen ist, dass Frauen überhaupt glauben, Problemzonen zu haben! Haben Sie schon mal über eine Diät nachgedacht? Na prima! Hören Sie sofort auf damit! Diäten sind der größte Lustkiller! Wer fühlt sich schon sexy, wenn er hungrig ist? Selbst, wenn es Ihnen gelingt, sexy statt hungrig zu wirken, wird der Mann spätestens beim Vorspiel von Ihrem Magenknurren irritiert sein. Im besten Fall hält er Sie für tierlieb, weil er denkt, Sie haben einen Hund.

Es bringt auch nichts, wenn Sie bei jedem Date im Restaurant sagen: „Ach nee, ich hab keinen Hunger, ich nehm nur einen Salat!" Männer mögen Frauen, die essen! Gerne auch Fleisch.

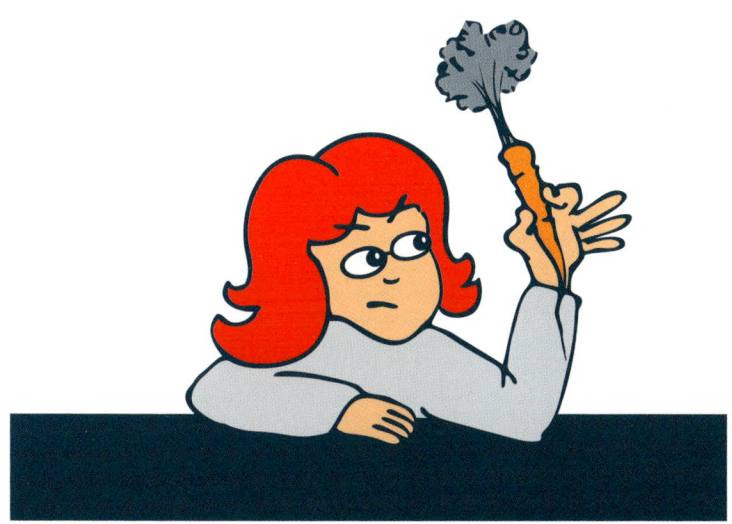

Wenn Sie immer auf Salat bestehen, hat der Mann Angst, dass Sie das später auch von ihm erwarten.

Männer halten Salat für Kaninchenfutter. Natürlich sind Kaninchen für ihren ausgeprägten Paarungstrieb bekannt, aber daran denken Männer in dem Moment nicht.

Erteilen Sie also allen Diäten eine Absage und machen stattdessen einfach etwas Sport. Sport verbessert nicht nur den Stoffwechsel, man fühlt sich dadurch auch besser – und je besser man sich fühlt, desto mehr Lust hat man auf Sex. Das freut jeden Mann!

Wenn Sie allerdings glauben, dass Sie durch Sport Ihre Cellulite loswerden, lassen Sie es! Sie werden nur enttäuscht sein.

Zwei grundsätzliche Aussagen zum Thema Cellulite:
1. **Hören Sie auf, sich verrückt zu machen – jede Frau hat Cellulite!**
2. **Männern ist das total egal!**

Zu 1:

Sie werden denken, das stimmt nicht. Okay, vielleicht sind ca. zwei Prozent der Frauen nicht davon betroffen. Aber alle anderen Frauen über 25 haben kleine Dellen am Po.

Die Bilder, die Sie in Zeitungen und auf Plakaten sehen, sind retuschiert. Jedes Jahr zur Sommerzeit punkten die üblichen Boulevardmagazine mit Paparazzi-Aufnahmen von Prominenten im Urlaub. Besonders beliebt sind dabei Bilder von Promi-Frauen, die unfreiwillig ihre Orangenhaut enthüllen. Heben Sie sich diese Bilder auf! Das ist die Wirklichkeit! Und wann immer Sie viel Geld für ein angebliches Wundermittel ausgeben wollen, schauen Sie sich diese Fotos an. Glauben Sie, wenn es eine Creme gäbe, die gegen Dellen am Po hilft, hätten die Promis die nicht schon lange?

Das einzige Mittel, das gegen Cellulite hilft, ist eine Schönheits-operation. Und davon lassen Sie bitte die Finger! Oder finden Sie den Gedanken, dass Ihnen ein Arzt eine lange, dicke Hohlna-del wieder und wieder in den hinteren Oberschenkel rammt, so toll, dass Sie dafür viel Geld ausgeben wollen?

Cellulite ist bei Frauen genetisch bedingt. Trotzdem schämt sich jede Frau dafür. Warum? Glauben Sie, ein Mann würde sich für Bartwuchs schämen? Und der ist schließlich genauso genetisch bedingt! Im Gegenteil, bei Männern gelten die gene-tischen Gegebenheiten als sexy. Zumindest für eine kurze Zeit-spanne. Der „Drei-Tage-Bart" gilt als unverzichtbares Merkmal eines jeden männlichen Sexsymbols. Gut, nach drei Tagen muss das arme Sexsymbol nach Hause eilen, sich rasieren und dann so lange drinnen bleiben, bis der „Kurzzeit-Bart" nachgewach-sen ist. Vielleicht ist das auch der Grund dafür, dass sich so viele Männer nach einem Date und dem üblichen „Ich-ruf-dich-an-versprochen!" nie wieder melden. Sie wollen nämlich wirklich anrufen, aber erst einmal müssen sie nach Hause, sich rasieren und dann warten, bis sie wieder vor die Tür können, und bis dahin haben sie in der Junggesellenbude die Telefonnummer verschlampt. Arme Wesen! Haben Sie Mitleid!

Wir fassen zusammen: Cellulite und Bartwuchs sind genetische Geschlechtsmerkmale. Und kein Mann schämt sich für Bart-wuchs – es sei denn, er hat keinen! Nehmen Sie sich ein Beispiel daran!

Zu 2:

Denken Sie beim Sex ab und zu daran, ob die Position, in der Sie sich gerade befinden, Ihre Problemzonen versteckt oder hervor-hebt? Wenn ja: (und ich habe schon von vielen Frauen gehört, dass sie sich tatsächlich solche Gedanken machen) Das ist total unnötig. Wenn der Mann schon mit Ihnen im Bett ist, brauchen

Sie sich keine weiteren Gedanken zu machen. Wie immer Sie liegen, wie immer das Licht ist, wie immer Ihre Problemzonen wirken: Dem Mann ist das egal! Total egal! Er hat gerade Sex mit Ihnen, er ist glücklich! Glücklicher ist er nur, wenn er weiß, dass er anschließend Sport gucken darf! Ihm ist zwar nicht egal, wie Sie aussehen, aber Sie haben gerade Sex mit ihm, und er hat gar nicht genug Blut im Gehirn, um Bilder zu verarbeiten! Also, lassen Sie sich ruhig gehen und haben Spaß!

Und am besten: Vergessen Sie das Wort „Problemzone"!
Die einzige Problemzone befindet sich in unseren Köpfen.

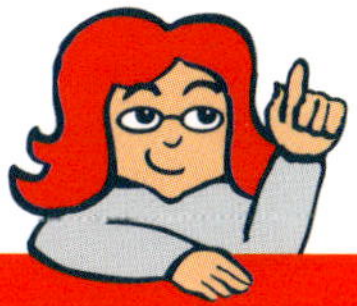

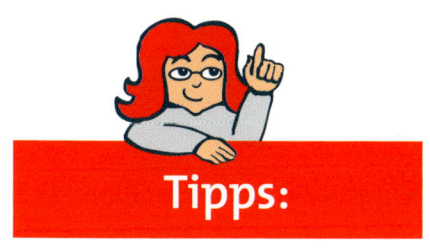

Tipps:

So werden Sie selbstbewusst!

Tipp 1:

Blond färben

Der einfachste Weg zu mehr Selbstbewusstsein ist, sich die Haare blond zu färben. So wie es die Männerfang-Studentin aus dem ersten Kapitel macht. Blond sein hat für Sie zwei Vorteile:

1. **Bei Männern auf Brautschau gilt: Blondinen bevorzugt!**
2. **Blonde Frauen gelten nach wie vor als eher dümmlich.**

Zu 1:

In zahlreichen Versuchen wurde festgestellt: Egal, was der Mann selber glaubt, welche Präferenz er für Frauen hat, Blondinen schaut er am längsten an! Doch warum ist das so? Wie sooft resultiert das Verhalten der Männer aus der Steinzeit. Als ob wir das nicht schon geahnt hätten, oder? Damals waren Männer in der Unterzahl und konnten sich die Frauen aussuchen. Da es zu der Zeit noch keine Statussymbole wie Autos oder Häuser gab, um die anderen Männchen zu beeindrucken, mussten notgedrungen die Frauen als Erfolgsmerkmal dienen. Daher wählten Männer bevorzugt Frauen, die etwas Besonderes hatten, zum Beispiel blonde Haare. Der Großteil der Frauen war dunkelhaarig, das Blonde ist eine Mutation, die wahrscheinlich aus einer Nahrungsmittelknappheit entstanden ist – die erste und letzte Diät, die tatsächlich was genützt hat!

Also, färben Sie sich blond, und schon denken die Männer, Sie seien etwas Besonderes. Die vermehrte Aufmerksamkeit wird Ihr Selbstvertrauen stärken!

Zu 2:

Wenn Sie sich blond färben, werden Sie automatisch für dümmer gehalten, als Sie sind. Stellen Sie sich vor, wie paradiesisch es ist, wenn alle Gesprächspartner total überrascht und beeindruckt sind, wenn Sie etwas Kluges sagen! Das permanente positive Feedback wird Ihr Selbstbewusstsein enorm steigern!

Nur eins sollten Sie beachten: Lernen Sie, die Aufmerksamkeit und das positive Feedback schnell zu nutzen! Denn allzu lange können Sie sich die Haare nicht blond färben. Blondieren zerstört Ihre Haarpracht! Und Glatzköpfe finden Männer nun wirklich nicht attraktiv. Außer sie sind selber ziemlich dumm und stehen eher rechts.

Tipp 2:

Vergleichen Sie sich – aber richtig!

Frauen neigen dazu, sich permanent zu vergleichen. Vergleichen Sie sich oft mit den Frauen im TV und in den Zeitschriften? Das kann nicht gutgehen! Die Prominenten haben ein ganzes Team an Styling-Fachkräften, die sich um sie kümmern, bevor sie auch nur die Nasenspitze an der Haustür zeigen. Das ist kein fairer Wettbewerb, da können Sie nur verlieren.

Verstehen Sie mich nicht falsch, Sie sollen nicht aufhören, sich zu vergleichen. Sie müssen es nur richtig machen.

Sie glauben, Sie seien oft nicht gut genug angezogen oder Sie zweifeln generell an Ihrem Modegeschmack?

Vergleichen Sie sich! Fahren Sie in einen nahe gelegenen Problembezirk und schauen Sie sich das an, was in Berlin mit „Neuköllner Schick" bezeichnet wird. Sie werden erstaunt sein, wie gut Sie doch angezogen sind!

Sie finden sich zu dick?

Vergleichen Sie sich! Natürlich nicht mit Ihren Mitstreiterinnen im Fitness-Studio, sondern besuchen Sie ein *Weight-Watchers*-Treffen (ein erster Besuch ist meist kostenlos!). Sie werden erstaunt sein, wie normal und gut Ihre Figur doch ist!

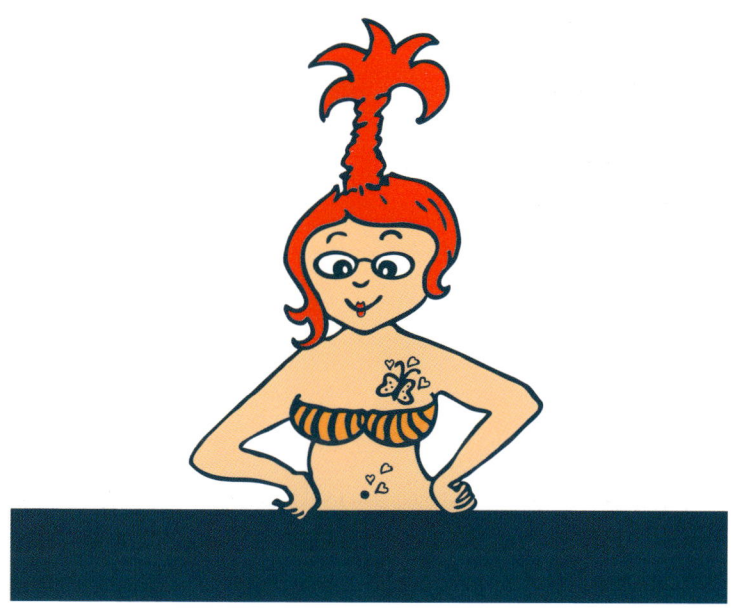

Sie finden sich zu blass?

Vergleichen Sie sich! Schauen Sie sich Frauen um die 40 an, die ihr halbes Leben auf der Sonnenbank verbracht haben, und Sie werden Ihre faltenfreie, glatte, blasse Haut lieben!

Sie denken, Sie können sich nicht gut ausdrücken?

Vergleichen Sie sich! Gucken Sie sich eine beliebige Talk- oder Gerichtsshow im Fernsehen an, und Sie werden begeistert sein, wie eloquent Sie doch sind!

Wenn Sie dieses Prinzip konsequent anwenden, wird Ihr Selbstbewusstsein so was von gesund sein, dass dem Berufsstand der Psychologen angst und bange wird!

Tipp 3:
Von Männern lernen!

Männer sind generell selbstbewusst. Davon müssen wir Frauen lernen.

Nicht wenige selbstbewusste Männer werfen bei mir spontan die Frage auf: „Mein Gott, wo nehmen die das her?" Das sind meiner Meinung nach keine richtigen Männer, das sind Testosteron-Opfer! Die armen Kerle können meist vor Coolness kaum laufen und packen sich dabei alle zwei Sekunden in den Schritt. Warum tun sie das? Haben die Angst, da fällt ihnen was ab? Sie tragen gerne Baseball-Käppis, die sie aber nur ganz leicht auf den Kopf setzen, sodass die oben abstehen. Eine Frage: Sieht das dämlich aus, oder was? Woher kommt diese Mode? Glauben die Männer, dass sie dadurch größer und somit einschüchternder, beeindruckender wirken? Wie süß! Vor allem, weil jede normale Frau bei solch einem Anblick denkt:

„Unter der Kappe ist so viel Luft, da weiß ich sofort, das ist ein Hohlkopf!"

Natürlich hat jeder das Recht, anzuziehen, was er möchte. Das Recht, immer und überall auf den Boden zu spucken, hat er allerdings nicht! In Berlin müssen Sie in der U-Bahn mittlerweile Slalom laufen, um nicht ständig in so einen „Yellow" zu treten. Wissen Sie, warum die jungen Wilden das machen? Ich vermute, dass sie ihr Revier markieren wollen. Wahrscheinlich müssen wir froh sein, dass sie dafür nicht wie die Hunde das Bein heben!

Um mir Klarheit zu verschaffen, habe ich einen der männlichen Lamas gefragt, warum er immer auf den Boden spuckt. Wissen Sie, wie der reagiert hat? Er ist aggressiv geworden und hat gegrunzt: „Was machst du mich an? Ich fick deine Mutter!" Aha, soso, er will meine Mutter f... Na gut, wenn er auf ältere Frauen steht, bitte, gern! Sie merken aber schon: Von dieser Sorte Männer sollten wir uns natürlich nichts abgucken.

Aber von den angenehm selbstbewussten Männern können wir Frauen lernen! Ist Ihnen schon mal aufgefallen, wie toll Männer mit Misserfolgen umgehen? Wenn denen etwas nicht perfekt gelingt, denken die sich: „Na egal, hast du was gelernt, machst du es beim nächsten Mal besser!" Toll, oder?

Was machen wir Frauen, wenn wir etwas nicht perfekt hinbekommen? Wir stellen uns komplett infrage, machen uns selber fertig und versinken in Selbstzweifeln. Wenn es keine Selbstzweifel gäbe, dann hätten wir Frauen aber Zeit! Während Frauen mit Ihren Fehlern beschäftigt sind, haben Männer die nächsten zwei Projekte erledigt!

Ich kenne das von mir auch. Wenn ich einen schlechten Auftritt hatte, denke ich nicht: „Komm, egal, morgen machst du es besser!" Ich leide zu Hause vor mich hin und denke: „Ach nee, ich weiß nicht. Ich glaube, der Beruf ist doch nichts für mich. Eigentlich steht mir die Bühne gar nicht. Und vielleicht sollte ich doch erst mal abnehmen, bevor ich wieder rausgehe? Oder nur noch bei Kerzenlicht spielen? Ach, das bringt doch nichts, eigentlich hat noch nie jemand gelacht – wäre ich doch bei der Sparkasse geblieben!"

Glauben Sie, einem Mann kämen solche Gedanken überhaupt in den Sinn? Natürlich nicht! Ich habe schon genug schlechte Auftritte von Kollegen gesehen. Die kommen danach von der Bühne und sagen: „Boah, das Publikum ist ja schlecht drauf!" Super, oder? Das spart Energie ohne Ende! Und wegen dieses Selbstvertrauens werden die nach der Show auch von den weiblichen Zuschauern angehimmelt. Die Masche scheint also zu funktionieren.

Also: Hören Sie auf, Ihre Zeit mit Selbstzweifeln zu verschwenden! Geben Sie einfach anderen die Schuld, und das Leben wird leicht und schön!

Kapitel III

Zu erfolgreich für Sex?

„Hinter jedem erfolgreichen Mann steht eine
überraschte Frau."

Maryon Pearson, kanadischer Staatsmann

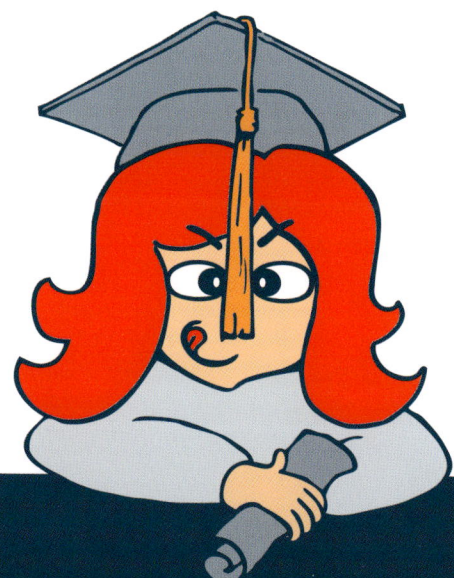

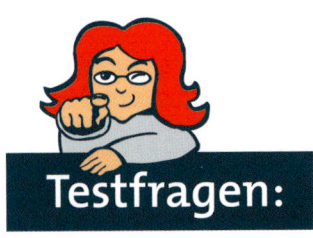

Testfragen:

Sind Sie erfolgreich?

1. **Woher haben Sie dieses Buch?**

a) Selber gekauft.
b) Geschenkt bekommen, um es in eine neue
    Kamasutra-Stellung einzubauen.
c) Um so Sachen kümmert sich mein Betreuer.

2. **Angenommen es brennt, was bringen Sie
zuerst in Sicherheit?**

a) Meinen Laptop und die Kundendatei.
b) Den knackigen Feuerwehrmann vor mir – ich lasse
    schließlich nichts anbrennen!
c) Wo brennt's denn?

3. **In Ihrem Beruf sind Sie ...**

a) ... Führungskraft
b) ... Büromatratze
c) ... Kaffeemaschine

Auflösung siehe Seite 89

48

Erfolg im Beruf = Misserfolg bei Männern?

Haben Sie schon mal von der Weisheit gehört: Die Konkurrenz schläft nicht? Immer mehr erfolgreiche Frauen stellen fest: „Stimmt! Zumindest nicht mit mir!" Warum sind viele gebildete Frauen Single? Meistens liegt es nicht nur an den Männern, sondern an den Frauen selbst.

Eine erfolgreiche Frau ist wählerischer.
Je mehr Geld sie selber verdient, desto weniger ist sie auf einen Mann angewiesen. Die klassischen Geschlechterrollen greifen nicht mehr, für eine Neuverteilung ist es aber noch zu früh. Der Mann ist zudem in seiner Entwicklung oft langsamer als die Frau. Außer beim Sex – da ist der Mann nach wie vor schneller.

Eine erfolgreiche Frau ist zu mobil, um einen Mann zu treffen.
Geschäftsreisen gehören zum Alltag von Business-Frauen. Auf diesen Reisen treffen sie natürlich auf viele Menschen, aber immer nur für kurze Zeit. Es bleibt kein Raum, um intensive Kontakte zu knüpfen oder ein privates Gespräch zu führen.
Ich weiß ja nicht, wie es Ihnen geht, aber mir ist ganz oft erst im privaten Gespräch aufgefallen, dass mir da ein toller, intelligenter Mann gegenübersitzt.
Allerdings ist es noch nicht überall bekannt, dass Frauen Geschäftsreisen machen. Am Münchner Flughafen gibt es eine „Fast Lane", einen Express-Schalter. Der ist ausschließlich für Männer. Begründung: Das sind Geschäftsreisende, die haben

es eilig! Genau! Wir Frauen fliegen einfach so in der Gegend rum! Früher auf dem Besen – heute im Flugzeug! Hat jemand die Erfinder dieser grandiosen „Fast Lane" schon mal gefragt, ob es auch Flugzeuge nur für Männer gibt, die natürlich früher starten?

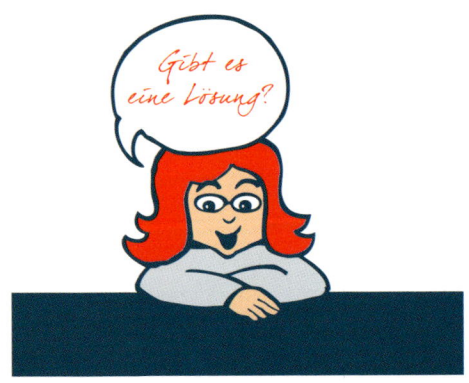

Sie denken, das hört sich aussichtslos an? Sind erfolgreiche Frauen zum Single-Dasein verdammt? Ich gebe zu, den Eindruck hatte ich eine Zeitlang. Aber dann habe ich ein Gespräch auf der Straße belauscht. Eine Frau beschwerte sich bei einem Bekannten über die Benachteiligungen der Frau, zum Beispiel, dass es immer noch keinen gleichen Lohn für gleiche Arbeit gibt. Ihr Bekannter sah das anders. Er meinte, sie als Frau hätte es total gut, sie könne schließlich total leicht mit Sex Geld verdienen! Ich weiß nicht, ob die beiden heute noch Kontakt zueinander haben, aber der Satz ist mir im Gedächtnis geblieben.

Ist Prostitution tatsächlich eine Lösung? Erfolgreich im horizontalen Gewerbe mit Sex und Geld? Und wie kommt der Mann auf diese Idee? Wahrscheinlich weil Prostitution zu einer Art Lifestyle geworden ist. Vor allem von den Medien wird der Eindruck erweckt, das sei ein ganz normaler, angenehmer Beruf. Der *stern* titelte „Glamour-Beruf Call-Girl", RTL brachte eine Sondersendung „Traumberuf Escort-Girl, der sanfte Einstieg in die Prostitution". Da fragt man sich doch, wer von den Vögeln aus der Chefredaktion sich da sein Gehirn rausgevögelt hat! Klar, es gab 2002 eine Gesetzesänderung, und seitdem ist Prostitution nicht mehr sittenwidrig. Aber deswegen gleich ein Traumberuf?

Obwohl diese Gesetzesänderung eine gute Idee war. Durch sie spart der Staat viel Geld, das er sonst für unangemeldete Razzien in Bordellen ausgegeben hat. Und die Herren machen nichts Illegales mehr, wenn sie auf Geschäftsreise ins Bordell gehen. Die fühlen sich jetzt freier. Freie Freier. Wie wunderbar! Auf Geschäftsreisen ist es nicht unüblich, nach einem anstrengenden Tag voller Seminare und Vorträge ins Bordell zu gehen. Vorher geht's noch in die Striptease-Bar, schon mal die Ware begutachten. Daher kommt wohl auch der Begriff Geschäfts-Verkehr.

Ich habe den Verdacht, dass das auch der Grund ist, warum in großen Betrieben immer noch so wenige Frauen im Vorstand sind. Denn das Dumme ist, wenn eine Frau erst einmal im Vorstand ist, kann man die auf Geschäftsreise nicht mehr zu Hause lassen. Und man kann eine Frau einfach unglaublich schlecht mit ins Bordell nehmen. Oder nehmen Sie ein Ei mit in den Hühnerstall?

Haben Sie übrigens schon mal drüber nachgedacht, wie merkwürdig das Konzept der Striptease-Bars ist? Da sitzen die Herren, schauen den Mädels beim Räkeln an der Stange zu, und nachher geht's ab ins Séparée. Geschäftsmänner kaufen doch sonst auch nichts von der Stange.

Und so siehts nach wie vor aus: Männer kaufen Frauen. Wahrscheinlich haben die deswegen kein schlechtes Gewissen gegenüber ihren Ehefrauen. Genau genommen sind die nicht fremdgegangen, die waren bloß shoppen! Und Sie müssen zugeben: Shoppen, poppen – das klingt doch sehr gleich. Da kann ein Mann schon mal durcheinanderkommen!

Natürlich kann ich verstehen, warum Männer zu Prostituierten gehen. Das sind schließlich verlockende Angebote! 1x blasen für 50 Euro. Da denkt sich jeder Mann: „Hm, dafür kann man's nicht selber machen!"

Gibt es eigentlich im Bordell ein Rabattsystem? Heutzutage ist das üblich, egal wo man einkauft, gibt es Kundenkarten, Bonusprogramme und Rabatte. Wie machen die das im Rotlichtmilieu? Treuepunkte können die da schließlich nicht vergeben, das wäre unpassend.

Und bekommen Kunden ihr Geld bei Stromausfall zurück? Sonst wäre das doch unfair. Da bezahlt der Freier viel Geld, bei Stromausfall bekommt er aber das Gleiche wie zu Hause: im Dunkeln!

Haben Sie sich schon mal mit einem Mann über Prostitution unterhalten? Versuchen Sie es ruhig! Das häufigste Argument der Männer für Prostitution lautet: „Die machen das doch alle freiwillig!" Sind sie nicht süß? Und so naiv! Natürlich machen die das alle freiwillig! Und wie mein Opa schon immer gesagt hat: „Arbeit muss ja auch keinen Spaß machen!"

Ich befürchte, Prostitution ist tatsächlich Lifestyle geworden! Dennoch, ein schöner Beruf ist es nicht. Natürlich können Sie da Geld verdienen und haben Sex, aber der große Haken an der Sache ist, dass sie sich die Männer nicht aussuchen können.

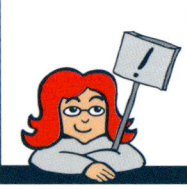 Also, haben Sie Spaß an Ihrem Beruf und Ihrem Erfolg! Dann haben Sie eine tolle Ausstrahlung – und an der kommt langfristig kein Mann vorbei.

Ist Ihr Terminkalender das Problem?

Erfolgreich sein heißt auch, schwer beschäftigt sein.
Sollten Sie Single sein, kann es auch daran liegen, dass Sie einfach keine Zeit finden, einen Mann kennenzulernen. Mehrere Studien belegen, dass sich gebildete Frauen in ihrer Freizeit mit Freunden zu Hause treffen, statt auszugehen. Machen Sie das auch so?
Das ist grundsätzlich in Ordnung. Nur, wie wollen Sie so neue Menschen kennenlernen? Die beste Möglichkeit, neue Kontakte zu knüpfen, ist ein Hobby. Natürlich verlangen Hobbys eine gewisse Regelmäßigkeit. Sie haben also eine große Ähnlichkeit mit Hausputz. Nur können Sie fürs Hobby keine Putzfrau engagieren. Also Sie können das natürlich schon, aber dann lernt Ihre Putzfrau all die netten neuen Menschen kennen. Und was haben Sie davon?
Sie denken jetzt: „Mit einem Hobby ist mein Terminkalender doch noch voller!" Ja, aber sinnvoll voller. Denn Hobbys machen Spaß! Ich beispielsweise fahre seit einem Jahr Kajak.

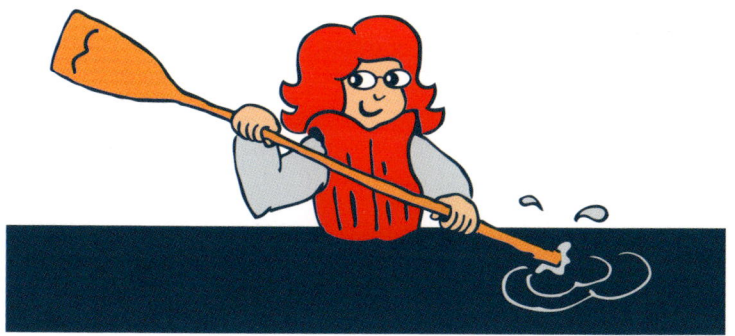

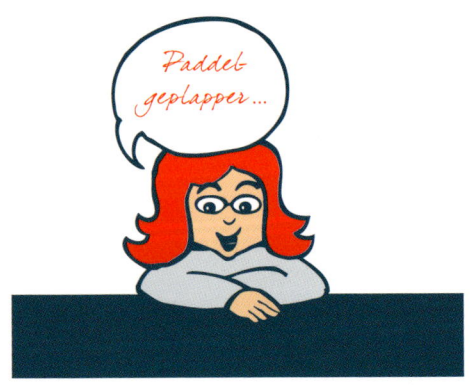

In Berlin gibt es zahlreiche Vereine, die sogenannte Schnupper-kurse anbieten. Ich melde mich für ein Wochenende an und gehe davon aus, dass ich in diesem Rahmen tatsächlich Kajak fahren werde und nicht nur am Boot riechen darf.

Am ersten Tag komme ich als Letzte an. Wir Kursteilnehmer werden von Frau Rabe-Rachmann begrüßt. Rabe-Rachmann? Was ist das denn für ein Doppelname? Das Leben ist gemein. Schlimm, Frau Rabe heiratet Herrn Rachmann. Hätte es da nicht was Hübscheres gegeben? Ich will Herrn Rachmann nicht zu nahe treten, ich kenne ihn gar nicht und weiß auch nicht, wie wenig hübsch er ist, aber einfach so vom Namen her. Herr Fink zum Beispiel, hört sich doch nett an. Und der ist bestimmt gebildet und belesen. Es gibt schließlich total viele Buchfin-ken. Oder auch Spatz. Lieber den Spatz in der Hand, als die Taube im Schrank. Oder war das „Lieber die Taube im Bett, als den Spatz in der Hand"? Okay, einen Herrn Drossel hätte sie auf keinen Fall heiraten sollen, Rabe-Drossel, würg. Oder Drossel-Rabe. Eine neue tödliche Vogelkreatur, buah.

Ich stelle fest, dass mich alle anderen Kursteilnehmer irritiert anstarren. Das liegt wohl daran, dass sie nicht die geringste Ahnung haben, warum ich kichernd auf dem Rasen stehe. Ich befürchte, wenn sie wüssten, dass mich „Drossel-Rabe. Eine neue tödliche Vogelkreatur, buah" so zum Lachen reizt, würden die Blicke nicht weniger verständnislos sein. Aber gut, ist der Ruf erst ruiniert … Ich stelle meine Überlegungen bezüglich des perfekten Gatten für Frau Rabe vorsichtshalber ein und lausche den Erklärungen der Kursleiter.

Als Erstes lerne ich, dass es Kajaks und Kanadier gibt. Die Bemerkung, dass es auch noch Amerikaner, Puertoricaner und Brasilianer gibt, schenke ich mir. Kichern muss ich trotzdem.

Die nächste Lektion: Es gibt rechts- und linksdrehende Paddel. Aha, das kannte ich bisher nur von Milchsäuren in Joghurts. Und da habe ich es auch nicht verstanden. Ich entscheide, dass das aufgrund meiner Rechts-Links-Schwäche ein unwichtiges Detail ist. Wichtiger scheint mir die folgende Information: Gekentert wird, wenn überhaupt, beim Ein- und Aussteigen. Ist man einmal im Kajak auf dem Wasser, kann nicht mehr viel passieren. Das beruhigt mich.

Wir bekommen alle viel Hilfe beim Einsteigen. Das ist tatsächlich schwieriger, als es aussieht. Entspannt sind so Kajaks nicht. Einfach mal ruhig liegen bleiben fällt denen gar nicht erst ein. Aber wir schaffen es trotzdem alle ohne Kentern. Wir paddeln erst mal planlos vor uns hin. Dann üben wir auf dem Wasser bremsen, wenden und aufeinander warten. Warten müssen hauptsächlich die Kursleiter. Ich hatte mich sowieso schon gefragt, wofür wir bremsen lernen. Muss man dafür nicht erst mal in Fahrt kommen?

Nun sollen wir eine Runde über den Tegeler See drehen. Das macht Spaß, ist aber ohne die richtige Technik doch anstrengend. Ich dachte, so ein Kajak gleitet von allein durchs Wasser, aber weit gefehlt!

An meiner Seite erscheint einer der Kursleiter und gibt mir sehr geduldig Hinweise für die richtige, weitaus weniger anstrengende Technik des guten Paddelns. Ich habe natürlich von „Rudern" gesprochen und gelernt, dass Paddler da empfindlich sind. Für diesen Fehler muss ich abends zwei Boote reinigen. Na toll, da hätte ich auch Hausputz machen können.

Später erfahre ich, dass der nette Helfer Arzt ist. Ich frage mich, ob das der Grund für seine Hilfsbereitschaft war. Sah ich so angestrengt aus? Hat er sich deshalb solche Mühe gegeben? Wollte er nicht beruflich tätig werden müssen?

Nach der Runde über den Tegeler See geht es zurück zum Vereins-Bootsanleger. Es folgt das Aussteigen. Die Kentergefahr scheint noch größer als beim Einsteigen. Es gibt diverse Techniken. Die eine: Hände vorne an den Süllrand (das heißt tatsächlich so. Das ist eine erhöhte Plastikwulst, die rund um die Sitzluke des Kajaks läuft. Wahrscheinlich dauert es zu lang, immer „erhöhte Plastikwulst, die rund um die Sitzluke des Kajaks läuft" zu sagen, und deswegen heißt das eben Süllrand). Also: Hände an den Süllrand, die Füße zum Körper ziehen und das Gewicht nach vorne verlagern. Hört sich ganz einfach an. Theoretisch. Praktisch passt aber auf diese Art mein Hintern nicht durch die Sitzluke. Ich hätte geschworen, das geht. Auch eine Form von Schlankheitswahn. Eine andere Methode, weit weniger elegant, führt zum Erfolg. Ich bin an Land!

Es folgt ein angenehmes Beisammensein mit den Kursteilnehmern und Helfern. Die einzige Missstimmung kommt auf, als ein Mann, der sehr viel Wert auf den Sitz seiner Frisur legt, erzählt, dass er ungern mit dem Handy telefoniert, weil ihm dann immer sein Ohr weh tut. Und ich sage: „Na, vielleicht vertragen sich elektromagnetische Wellen nicht mit Haar-Gel!" Leider bin ich die Einzige, die darüber lachen kann. Fünf Minuten lang. Währenddessen löst die Runde sich auf. Der Arzt begleitet mich zur Bahn. Ist sein Blick sorgenvoll?

Sonntagmorgen treffen sich alle wieder auf dem Vereinsgelände. Auch ich werde freundlich begrüßt. Das Einsteigen klappt schon wesentlich besser, das Fahren auch, und so ergibt es endlich Sinn, bremsen zu können. Wir fahren an den Strand, um die Boote und uns für eine Kenterübung zu präparieren. Wir wollen im Wasser kentern. Nicht bloß beim Einsteigen. Also, rein ins Boot, ein paar Meter paddeln, dann kommt ein Kursleiter und schmeißt das Boot um. Geplantes Kentern. Ich überlege, ob das nicht ohnehin die beste Methode zum Aussteigen wäre. Unter Wasser kommt man nämlich wesentlich leichter aus dem Boot als an der Anlegestelle. Auch mein Hintern passt auf diese Art problemzonenlos durch den Süllrand. Ich bin begeistert.

Weniger begeistert bin ich vom zweiten Teil der Übung, dem Versuch, wieder ins Boot zu kommen. Einsteigen ist im Gegensatz zum Aussteigen im Wasser wesentlich schwieriger als an Land. Kaum habe ich mich bis zur Hälfte auf das Kajak hochgezogen, dreht es sich einfach unter mir weg. Glitschiges kleines Teufelsding! Und da naht auch der Arzt schon wieder. Was hat der bloß mit mir? So unfit bin ich doch gar nicht!

Zum Abschluss des Kajakkurses gibt es ein ausgiebiges Picknick. Ich verhalte mich ganz ruhig. Trotzdem bekommen beim Abschied alle einen Mitgliedsantrag in die Hand gedrückt. Nur ich nicht.

Dafür habe ich für den kommenden Freitag eine Verabredung mit dem Arzt. Nicht in seiner Praxis, sondern zum Essen.

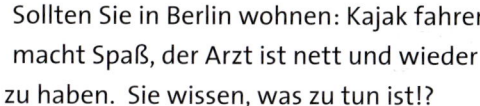

Sie sehen, ein Hobby ist eine prima Kontaktbörse. Sollten Sie in Berlin wohnen: Kajak fahren macht Spaß, der Arzt ist nett und wieder zu haben. Sie wissen, was zu tun ist!?

Tipps:

So kaschieren Sie erfolgreich Ihren Erfolg!

Tipp: Saufen

Okay, Sie sind erfolgreich – und das ist auch gut so!

Wenn Sie allerdings trotzdem ein erfülltes Sexualleben haben wollen, sollten Sie Ihren Erfolg nicht wie eine Fahne vor sich hertragen.

Wenn einer Fahnen vor sich hertragen darf, dann sind das ausschließlich Männer!

Meistens handelt es sich dabei um Alkoholfahnen.

Sie mögen jetzt denken, um Ihren Erfolg zu kaschieren, könnten Sie sich auch einfach betrinken. Natürlich wirken Sie im betrunkenen Zustand weniger sicher, sprachgewandt und zielgerichtet. Aber leider ist dann auch Ihr Urteilsvermögen eingeschränkt. Und Sie laufen Gefahr, mit einem Mann eine Nacht zu verbringen, mit dem Sie nicht mal im Dunkeln gesehen werden möchten.

Glauben Sie mir! Mir ist Folgendes passiert:

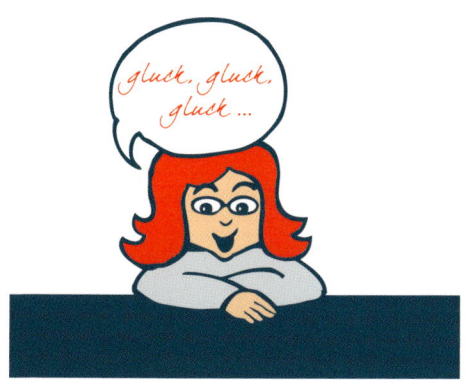

DAS ABLENKUNGSMANÖVER

„Ich finde den Basti soo toll!", sagt meine Freundin Tine. Das kann ich verstehen. Basti ist mein bester Freund, natürlich ist er toll. „Und der ist ja auch soo sexy!" Was? Basti sexy? Basti ist mein bester Freund, und beste Freunde sind ungefähr genauso sexy wie die eigenen Eltern. Gut, Tine studiert Sozialpädagogik – was will man erwarten? Nicht erwartet hätte ich, dass sie schüchtern ist. Sie traut sich nicht, Basti anzusprechen. Gelegenheiten dazu gäbe es genug, wir wohnen alle im gleichen Studentenwohnheim. Zum Glück vor Erfindung der Studiengebühren. Wir haben also drei „Partysemester" eingelegt. Der große Vorteil an Wohnheimfeten ist, dass sie im Wohnheim stattfinden. Man kann sich also sorglos betrinken, Hauptsache man schafft später die paar Schritte zum eigenen Zimmer.

Aber Tine ist zu schüchtern, um diese Vorteile zu nutzen. Sie will Basti lieber mal in kleiner Runde näher kennenlernen. Also organisiere ich einen gemeinsamen Abend außerhalb des Wohnheims. Es ist gar nicht so leicht, Basti davon zu überzeugen. Warum sollte man in einer Kneipe viel Geld für Alkohol ausgeben, wenn man sich im Wohnheim mit Billigbräu aus dem Discounter BAföG-kompatibel abfüllen kann? Irgendwie überrede ich ihn doch. Und erwähne beiläufig, dass Tine auch mit dabei ist.

Als Tine und ich in der Kneipe ankommen, ist Basti schon da, in Begleitung seines besten Freundes Rainer. Der ist spontan von Tine begeistert und verwickelt sie in etwas, das er wahrscheinlich als Gespräch bezeichnen würde. Tatsächlich ist es aber ein Monolog über Fußball. Über seinen Lieblingsverein. *Schalke 04.* Ein Monolog garniert mit Witzen wie: „Setzt sich 'ne Biene auf den Kuchen eines Schalke-Fans. Sacht der: Zieh sofort datt Trikot aus!" Tine sieht mich Hilfe suchend an. „Anny, kannst du Rainer nicht etwas ablenken? Sonst komm ich nie mit Basti ins Gespräch. BITTE!"

Da ich grundsätzlich ein sozialer Mensch und zudem der Meinung bin, dass Basti und Tine ein schönes Paar wären, erkläre ich mich einverstanden. Wir gehen zurück an den Tisch, und ich fange an, mich zu betrinken. Ich muss schließlich nicht nur Rainer von Tine ablenken, sondern auch mich von Rainers Gelaber. Ich bemühe mich, Rainers Aufmerksamkeit auf mich zu lenken. Als er gerade versucht, Tine zu erklären, was genau eine *Englische Woche* in der Bundesliga ist, steige ich ins Gespräch ein: „Das weiß ich! Da bekommen die Spieler nur schlechtes Essen!" Die fünf Bier wirken schon – ich finde mich total lustig! Und erfolgreich, denn Rainer stürzt sich monologisierend auf mich. Zwischen Bier trinken und Interesse an Rainer heucheln, sehe ich, dass sich Basti und Tine immer näherkommen. Prima, das Ablenkungsmanöver funktioniert besser, als ich dachte.

Aber eigentlich kann ich sowieso nicht mehr denken. Ich habe schon einige Biere zu viel getrunken.

Und plötzlich finde ich Rainer gar nicht mehr so langweilig.

Ist doch toll, wenn sich ein Mann in einem Thema so gut auskennt, dass er da stundenlang drüber reden kann. Man braucht schließlich Leidenschaften in seinem Leben. Und es ist doch besser, man interessiert sich für Fußball, als wenn einen alles kalt lässt.

So entwickelt sich eine Gleichzeitigkeit der Ereignisse. Je näher sich Basti und Tine kommen, desto näher komme ich Rainer. Man kann sich eben nicht nur Frauen schöntrinken. Alkohol erhöht generell das Talent zur Wahllosigkeit. Und weckt Bedürfnisse, wo keine sind. Also küsse ich Rainer.

Aber nur, weil Basti und Tine sich auch küssen und Tine wäre es bestimmt total unangenehm, wenn Rainer da zuguckt. Also lenke ich Rainer ebenfalls mit einem Kuss ab.

Bei einem Kuss bleibt es natürlich nicht. Basti und Tine sind offensichtlich total voneinander angetan und Rainer und ich sind offensichtlich total betrunken. Also machen wir uns auf den Heimweg. Basti und Tine gehen zusammen ins Studentenwohnheim und da auch ins gleiche Bett. Eine Entscheidung, die sie auch am nächsten Morgen noch gut fanden! Und ab da blieben sie für über zwei Jahre ein glückliches Paar. Das nenne ich ein erfolgreiches Ablenkungsmanöver.

Bei mir und Rainer lief es leider etwas anders. Ich bin mit Rainer nach Hause gegangen. Und natürlich gingen wir dort ins gleiche Bett. Und natürlich haben wir weitergeknutscht. Und trotz Alkohol bekam er noch einen hoch.

Da wollte ich ihn natürlich nicht hängenlassen.

Und natürlich hatten wir Sex. Und natürlich war es furchtbar. Obwohl, *währenddessen* ging es noch. Aber Sex hat die unangenehme Eigenschaft, dass er einen spontan ausnüchtern kann. Also war ich *hinterher* nüchtern. Und obwohl Rainer schon schlief – er war binnen einer Sekunde nach dem Kommen ins Reich der Träume gegangen –, war mir plötzlich wieder klar, dass ich Rainer gar nicht leiden kann. Wie unangenehm. Leider war ich nicht im Wohnheim, wo ich nach so einem Fehltritt schnell in mein eigenes Bett hätte verschwinden können. Genau genommen wusste ich gar nicht so genau, wo ich war. Also döste ich vor mich hin, bis es endlich hell wurde und die Chance bestand, dass ich den Weg nach Hause finde. So leise wie möglich zog ich mich an. Besser gesagt, ich versuchte es. Aber bedingt durch den Restalkohol stolperte ich mehrfach und verursachte einen Lärm, der Tote hätte aufwecken können – und es auch tat. Rainer war wach. An seinem Grinsen konnte ich erkennen, dass er die letzte Nacht immer noch für eine gute Idee hielt. „Guten Morgen, du süßes Ding! Komm doch wieder ins Bett!" – „Ähh, tut mir leid, das geht nicht. Ich muss ganz dringend zur Uni, ganz wichtige Vorlesung!" – „Sonntags?" Mit einem „ähh ja, Wochenendseminar …", huschte ich aus der Tür und konnte an Rainers Gesichtsausdruck erkennen: Das war kein gutes Ablenkungsmanöver.

Gut, ich hatte Sex, immerhin. Aber SCHLECHTEN Sex. Und ich weiß bis heute nicht, ob schlechter Sex besser ist als gar kein Sex. Das hängt wahrscheinlich davon ab, WIE schlecht der schlechte Sex ist und wie lange Sie schon keinen Sex mehr hatten.
Dennoch möchte ich von schlechtem Sex abraten. Dauerhaft verdirbt er einem nur den Spaß an der Sache. Und stellen Sie sich vor, Sie treffen tatsächlich Ihren Helden (Definition Held: siehe Kapitel Single-Akademikerinnen, Seite 20) und haben dann aufgrund von zu viel schlechtem Sex keine Lust mehr. Dann wird sich auch dieser Held irgendwann eine weniger gebildete Frau suchen, weil er glaubt, dass ein Zusammenhang zwischen hohem IQ und niedriger Libido besteht.
Der Ausspruch „Dumm fickt gut!" ist leider nicht nur weit verbreitet und anerkannt, er ist außerdem falsch! Es müsste heißen: „Dumm fickt einfach!" Aber woher soll der Held das wissen, wenn Sie ihm nicht das Gegenteil beweisen?

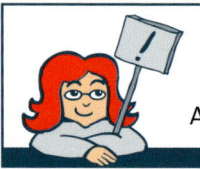 Also: Finger weg von Alkohol und schlechtem Sex! Damit Sie sich auch im Alter noch lustvoll hingeben können!

Kapitel IV

Zu lustig für Sex?

„Es sagt die Lachmöwe: Humor ist, wenn man trotzdem fliegt."

Brigitte Fuchs, Schweizer Autorin

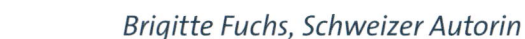

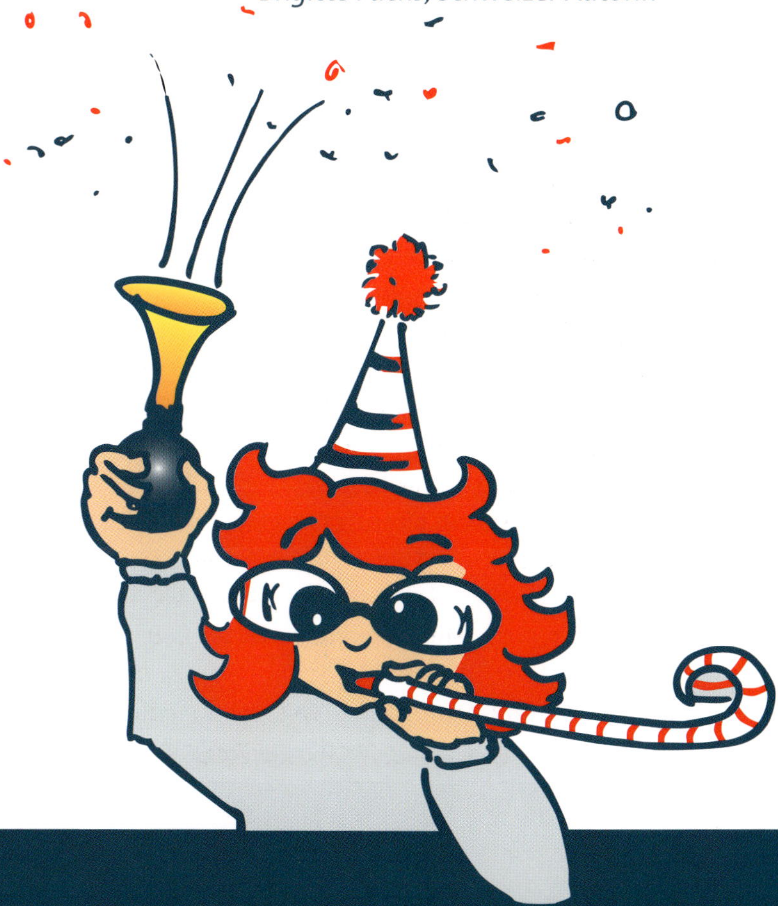

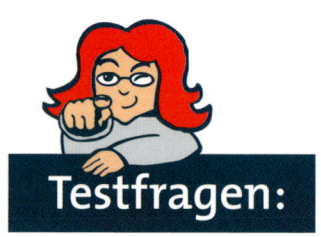

Testfragen:

Sind Sie lustig?

1. **Sie finden dieses Buch …**

a) … erheiternd.

b) … gut geeignet, um es in eine neue Kamasutra-Stellung einzubauen.

c) … gar nicht, mein Betreuer hat es versteckt.

2. **Gegenüber von einem Friedhof entdecken Sie eine Kneipe namens „Vis à Vis". Ihr erster Gedanke?**

a) Besser als „Im Angesicht des Todes".

b) „Pas de deux" wär mir lieber.

c) Visa wie? Kann man da mit Karte zahlen?

3. **Welcher schmutzige Witz gefällt Ihnen am besten?**

a) Was sagt man, wenn ein Spanner gestorben ist? Der ist weg vom Fenster!

b) Alle reden vom öffentlichen Verkehr, aber keiner traut sich!

c) „Sag mal, schreit deine Frau, wenn sie kommt?" „Nee, wieso, die hat doch 'nen Schlüssel!"

Auflösung siehe Seite 89

Passen Frauen, Humor und Sex zusammen?

Jede Frau wünscht sich einen Mann, der sie zum Lachen bringt. Und Männer wünschen sich Frauen, die über ihre Witze lachen. Das passt doch prima, denken Sie? Aber nur, solange Sie als Frau nicht auch gern mal einen Witz machen. Sonst haben Sie Pech gehabt. Natürlich mögen Männer Frauen mit Humor, aber unter Humor verstehen 65% der Männer, dass man über ihre Witze lacht. Wenn die Frau selber Witze macht, wird sie für den Mann automatisch unattraktiv.

Gleichzeitig hält sich hartnäckig das Gerücht, dass Frauen angeblich nicht lustig seien. Komisch, Frauen lachen mehr als Männer, sie kaufen Eintrittskarten für Kabarett-Veranstaltungen, heiraten zum Teil recht merkwürdige Kerle und sollen nicht lustig sein können?

Das ist natürlich nicht wahr! Aber das Gerücht hält sich besonders in der Kleinkunst-Szene. Wissen Sie, was ich glaube? Das ist ein rein statistisches Problem: Wenn an einem Abend in einer Kleinkunst-Show fünf Männer und eine Frau auftreten und ein Mann und eine Frau hatten einen schlechten Auftritt, dann waren am Ende der Show 80% der Männer super, aber 100% der Frauen schlecht. Auch im Fernsehen ist übrigens immer nur maximal eine Frau pro Sendung dabei. Als ob Männer sonst so bescheiden wären: nur eine Frau pro Monat!

Wenn Sie abends in eine Kneipe gehen und zu einem Mann sagen: „Na, Süßer, Lust auf ein bisschen Spaß?", dann sagt der auf keinen Fall: „Nee, diesen Monat hab ich schon!" Aber im TV nur eine Frau (Toll, das reimt sich!).

Wie weit dieser Irrglaube, dass Frauen nicht lustig seien, verbreitet ist, möchte ich Ihnen mit folgender „Backstage-Story" zeigen:

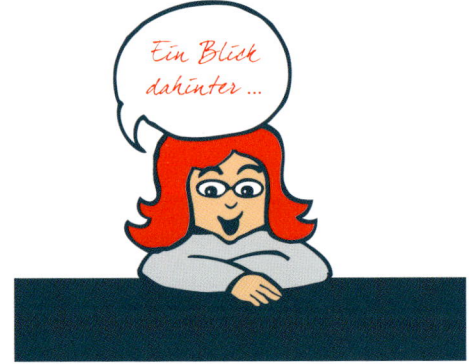

Ich bin auf dem Weg zur Fernsehaufzeichnung einer Comedy-Sendung in Hamburg. Der Hamburger Hauptbahnhof ist für mich immer wieder eine Überraschung. Erstens überrascht es mich, dass ich auch nach dem zwanzigsten Ankommen nicht weiß, welchen Ausgang ich nehmen muss. Zweitens überrascht mich, dass, egal an welchem Ausgang ich lande, dort immer klassische Musik gespielt wird. Also nicht von Straßenmusikanten, sondern über Lautsprecher eingespielt.

Als ich mich das erste Mal am Bahnhof verlief, habe ich einen Angestellten nach dem Grund für dieses merkwürdige, offensive Kulturverhalten gefragt. Die Antwort: Die klassische Musik soll die Drogenabhängigen abschrecken. Klar, die sind ja für ihre Sensibilität bekannt! Ich frage mich, ob Volksmusik da nicht effizienter wäre. Oder ein Bewegungsmelder mit einem Hologramm von Florian Silbereisen. Jedes Mal, wenn sich ein Mensch mit schwankendem Gang dem Hauptbahnhof nähert, erscheint Florian Silbereisen: „Ja, Servus! Hereinspaziert hier in unseren wunderbaren Bahnhof. Das Leben ist schön! Jahaha!" Dem hält garantiert keine Droge stand, das verkraftet man nur mit Altersdemenz. Und alt werden Drogenabhängige nicht.

So, nachdem ich die Probleme des Hamburger Bahnhofs gelöst habe, suche ich den richtigen Ausgang und lasse mich zum Fernsehstudio fahren. Noch ein Vorteil von TV-Aufzeichnungen: Man wird abgeholt. Frau auch. Das ist nicht ganz so selbstverständlich, wie es scheint. Gerhard Polt hat den schönen Satz geprägt: „Der Asiate an sich schmutzt nicht." Für einen Großteil der deutschen Bevölkerung lässt sich der Satz so umformulieren: „Die Frau an sich witzt nicht." Und so glaubt auch schon mal der ein oder andere Chauffeur, da müsse natürlich ein Fehler vorliegen, wenn ich in sein Auto steige. „Nee, nee, junge Frau, datt is keen Taxi. Da steigen Se mal schön wieder aus. Ick fahr nur die Mittermeiers und Kollejen zum Studio."

Ich freue mich, dass es auch in Hamburg Berliner Taxifahrer gibt, bedanke mich für das „junge Frau" und versichere ihm, dass auch ich zum Studio gefahren werden soll. Er murmelt: „Jetzt darf ick schon Putzfrauen rumkutschieren. Scheiß Job, früher, da hätt es datt nich jejeben! Wenn datt keene Putzfrau is, dann is die jarantiert nur über die Besetzungscouch an den Job jekommen!" Von wegen Besetzungscouch! Ich habe doch extra angerufen und gefragt, ob ich mit jemandem schlafen muss, um den Auftrag zu bekommen! Aber nein, leider nicht. Wenn der Taxifahrer wüsste! Na gut, Jahrzehnte singender Putzfrauen auf den Bühnen dieses Landes haben nun mal die Wahrnehmung der älteren Menschen geprägt, denke ich und freue mich über meine unhörbare Rache: „Ältere Menschen, hehe!" Dem hab ich's aber gegeben!

Gut gelaunt steige ich am Studio aus. Es gibt einen kleinen Zwischenstopp beim Pförtner, der sich drei (!) mal telefonisch bestätigen lässt, dass die junge Frau (danke!) auch wirklich dazugehört, dann betrete ich die heiligen Hallen und werde in meine Garderobe geführt. Meine Garderobe ist normalerweise

Teil eines medizinischen Behandlungsraumes – wie früher bei der Schulschwester. Dieses charmante Ambiente ist den Nachwuchskünstlern vorbehalten. In der Kleinkunstszene fällt man die ersten 20 bis 30 Jahre in diese Kategorie. Als Mann. Als Frau ist die Grenze nach oben offen. Im ersten Stock gibt es richtige Garderoben. Räume mit vier Wänden, einem Fenster und einer Tür. Aber die sind natürlich den „Mittermeiers und Kollejen" vorbehalten. Dabei ist Mittermeier nicht mal da.

Jetzt geht es in die Maske. Wieder ein Vorteil von TV-Aufzeichnungen: Man muss sich nicht selber schminken! Abschminken leider schon. Die Maskenbildnerin begrüßt mich mit den freundlichen Worten: „WAS? WIE? Wieso bist du nicht blond?" Heute kann ich es wohl keinem recht machen, da bin ich schon eine Frau und dann noch nicht mal blond! Ich werde trotzdem geschminkt, dezent, denn für Rothaarige hat sie einfach nichts. Beim Verlassen der Garderobe meine ich ein Murmeln zu hören: „Jetzt darf ick schon Rothaarige schminken. Scheiß Job, früher, da hätt es datt nich jejeben!"

Ab jetzt wird alles besser, denke ich mir, denn ab jetzt habe ich nur noch mit Kollegen zu tun, da die Probe für die Aufzeichnung beginnt. Ich warte hinter der Bühne in einem 2 x 4 Meter kleinen Raum und versuche Blickkontakt zu einem Kollegen aufzunehmen, um ihn zu grüßen. Ich gebe zu, in der Beziehung bin ich altmodisch. Ich denke, wenn man gemeinsam in einer Show auftritt, kann man auch miteinander reden. Der Kollege ist da offensichtlich fortschrittlicher. Er ignoriert mich und vermeidet den Blickkontakt. Und das macht er in Anbetracht der geringen Ausweichmöglichkeiten in diesen doch recht beengten räumlichen Verhältnissen erstaunlich professionell. Ganze 15 Minuten lang. Als die Situation gerade anfängt, sogar dem Kollegen ein bisschen peinlich zu werden, kommt der Regisseur und bittet ihn um eine Auftrittsprobe.

Nach Absprache der Kameraeinstellungen für seinen Auftritt setzt sich der Kollege in den Zuschauerraum und kann von dort aus meine Probe beobachten. Anschließend kommt er zu mir, schüttelt mir die Hand und sagt tatsächlich: „Entschuldige, dass ich dich jetzt erst grüße, aber ich wusste ja eben nicht, wer hier was macht." Na schau mal an, ist der Kollege doch altmodischer als ich dachte. Der kann doch grüßen! Aber was meint er mit „ich wusste eben nicht, wer hier was macht"? Der wird doch nicht? Nein, so alt ist der doch gar nicht! Zumindest nicht biologisch. Aber vielleicht im Kopf? Glaubt er: „Backstage eine Frau, nicht mal blond. Das kann nur eine Putzfrau sein!"? Greift auch hier die alte Überzeugung „die Frau an sich witzt nicht"? Wenn er das glaubt, kann ich seine Bedenken bei der Begrüßung natürlich verstehen. Da hätte er doch fast aus Versehen eine Putzfrau gegrüßt! Und wo kämen wir da hin, wenn sich jetzt einfach alle grüßen würden? In was für einer Welt würden wir da leben? Nicht auszudenken!

Kurz danach begegne ich einem berühmten Kollegen, also einem aus den richtigen Garderoben – vier Wände, ein Fenster, eine Tür –, den ich schon immer mal treffen wollte, der mich

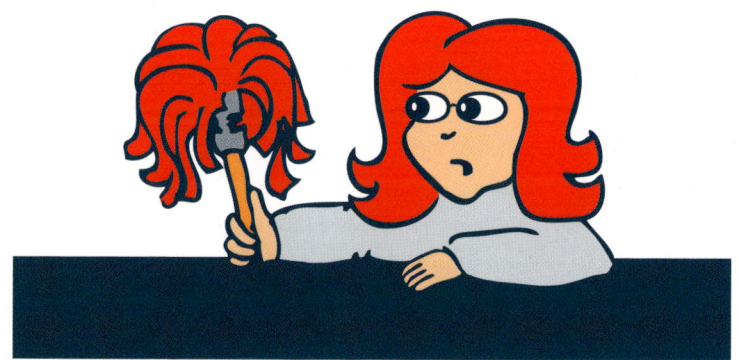

auch sofort und freundlich grüßt, mich aber dann fragt: „Und, was machst du hier?" Diese Frage irritiert mich. „Ähh, ich trete auf." Diese Antwort irritiert ihn. „Singst du denn?" – „WAS? WIE? Ich? Singen? Ich bin doch nicht mal blond!" Ich glaube, so langsam lässt meine Konzentration nach. Da habe ich doch was durcheinandergebracht, oder? Der Kollege schaut mich verunsichert an. Das liegt zum Glück nicht an meinen wirren Gedanken, sondern an seinen. Ich kann regelrecht zusehen, wie seine Synapsen versuchen, eine Verbindung von den Begriffen „Comedy-Sendung, Frau, rothaarig, nicht singend, auftreten und lustig" herzustellen. Sein Gehirn hat die Lösung gefunden: „Ah, dann verkleidest du dich also." Ich höre mich antworten: „Ja sicher! Wie wäre es denn als Putzfrau? Scheiß Job, früher, da hätt es datt nich jejeben!"

Ich werde so oft gefragt, ob ich mich auf der Bühne verkleide, dass ich mir schon folgende Lösung überlegt habe: Ich gehe weiterhin als ich selbst auf die Bühne, trage aber zum Ausgleich dafür privat ein Kostüm.

Doch zuerst absolviere ich vor Publikum meinen Auftritt für die Fernsehaufzeichnung. Die Zuschauer amüsieren sich köstlich. Obwohl ich eine Frau bin. Mit viel Applaus verlasse ich die Bühne. Backstage erwartet mich der besagte berühmte Kollege mit den Worten: „He, du bist ja richtig lustig." Das freut mich natürlich zu hören, aber der Satz geht leider noch weiter: „Echt, total lustig, nur wirkst du dabei total unweiblich, gar nicht wie eine richtige Frau!" Ich frage den Kollegen, welche Frau für ihn denn auf der Bühne ganz Frau sei. Die überraschende Antwort: Linda de Mol!

Mann, habe ich gelacht! Und dabei so viele Glückshormone ausgeschüttet, dass ich dem Kollegen richtig dankbar war! Und vielleicht sind Männer wirklich lustiger, denn so eine absurde Antwort wäre einer Frau nie eingefallen.

Warum ist es nicht egal, wer den Witz macht?

Im vorigen Kapitel haben wir feststellen müssen, dass Frauen, die selber Witze machen, für Männer unattraktiv sind. Woher kommt das?

Wie so oft, wenn Männer den Entwicklungen der selbstbewussten Frau nicht hinterherkommen, muss die Evolution als Erklärung herhalten. Seit der Steinzeit lebten die Menschen in Gruppen zusammen, in denen die Männer die Machtposition innehatten.

Zumindest glaubten die Männer das.

Tagsüber waren die auf der Jagd. In der Zeit haben die Frauen natürlich selbstbestimmt gemacht, was sie wollten! Aber abends am Lagerfeuer schmeichelten sie dem Mann, indem sie ihm das Gefühl gaben, auf ihn angewiesen und seiner Macht untergeordnet zu sein. Ich bin sicher, die Steinzeitfrauen haben tagsüber herzhaft über ihre leichtgläubigen Männer gelacht. „Hast du gehört, wie ich zu ihm gesagt hab, du weißt das sicher besser als ich? Hahaha!" Natürlich hörte sich das damals noch so an: „Grunz grummel grunz grunz schnauf grunz? Hahaha!" Abends hingegen wurden die Witze nur von Männern gemacht, und die Frauen haben brav gelacht.

Doch warum war es schon damals so wichtig, dass der Mann die Witze macht? Wer den Witz macht, der kontrolliert die Gruppe. Er steuert das Geschehen und die Kommunikation. Er bekommt die gesamte Aufmerksamkeit. Er hat die Macht! Das hat sich bis heute nicht geändert. Wer den Witz macht, hat die Macht!

Frauen in Machtpositionen sind Männern aber nicht geheuer. Mächtige Frauen machen Männern Angst. Bis heute wünschen sich 80% der Männer lieber einen männlichen Chef als einen weiblichen. Die anderen 20% wären am liebsten selber Chef.

Die Emanzipation ist für die Männer schon schlimm genug. Sie wissen gar nicht mehr, wie sie sich verhalten sollen. Nicht einmal mehr zum Essen dürfen sie uns einladen. Obwohl, das verstehe ich auch nicht. Warum bestehen Frauen im Restaurant darauf, die Rechnung selber zu bezahlen? Als ob wir uns nicht genug zum Affen machen, für ein bisschen Sex! Und jetzt erzählen Sie mir nicht, Sie tragen hochhackige Schuhe, weil die so bequem sind!

Wissen Sie, was ich mache, wenn ich mit einem Mann essen gehe? Ich warte nach dem Essen bis gerade keiner guckt, dann rülpse ich sehr laut, gucke den Mann entsetzt an und verlasse schimpfend das Lokal. Alles nur, damit der Mann die Rechnung bezahlt! Früher war das selbstverständlich. Manchmal fehlt mir das Verständnis für die Emanzipation. Wir sollen uns nicht mehr die Tür aufhalten lassen, in den Mantel helfen lassen ist verpönt und beim Sex müssen wir immer oben sein wollen – prima, damit sich der Mann die Arbeit auch noch spart! Ich verstehe also, dass Männer irritiert sind und nicht mehr wissen, wie sie sich verhalten sollen.

Und jetzt sollen sie auch noch über Witze lachen, die von einer Frau gemacht werden? Und damit anerkennen, dass sie nicht mal mehr Herrscher des Humors sind? Das ist zu viel verlangt! Wenn schon Frauen in Machtpositionen, dann doch bitte intim im Lederkostüm mit Peitsche und teuer bezahlt!

Männer sind doch lustige Wesen – das nimmt ihnen keiner!

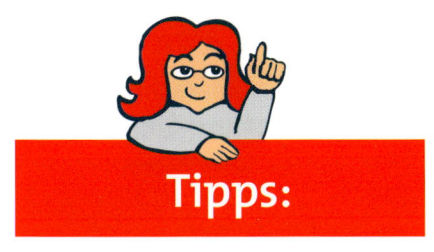

Tipps:

Sprüche, die Sie vermeiden sollten!

Tipp 1: Keine Witze im Bett

Wir haben auf den vorherigen Seiten festgestellt, dass Männer zwar Frauen mögen, die über ihre Witze lachen, aber keine Frauen, die selber Witze machen. Es gibt nur eines, was Männer noch weniger mögen: Frauen, die Witze im Bett machen!

Männer sind beim Sex sehr empfindlich. Ein einfaches: „Na, Kleiner!" reicht aus, um sie arbeitsunfähig zu machen. Auch ein: „Wo steckst du das jetzt hin?", wird mit Sicherheit zu Schrumpfungen führen. Noch schlimmer ist natürlich: „Bist du schon drin?" Das sollten Sie nur sagen, wenn Sie den Mann schnell und ohne großen Aufwand loswerden wollen.

Auch ihre Begeisterung sollten Sie nur gezügelt ausdrücken. Wenn Sie beim Vorspiel hocherfreut in die Hände klatschen und rufen: „Geht's jetzt los?!", wird leider nichts mehr gehen, außer der Mann aus dem Zimmer. Männer sind beim Sex humorlos. Es gibt für sie nur Start und Ziel. Witze stellen Umleitungen dar. Umleitungen irritieren den Mann. Er fragt schon im Alltag höchst ungern nach dem Weg. Wenn Sie also ein erfülltes Sexualleben haben wollen, halten Sie sich mit Scherzen im Bett zurück.

Es gibt allerdings eine Ausnahme: Wenn der Mann tatsächlich fragt: „Wie war ich?", dann dürfen Sie ihn ruhig veralbern. Wer so eine Frage stellt, hat es nicht besser verdient. Sie könnten zum Beispiel antworten: „Was heißt hier, war? Bist du nicht noch? Sind wir überhaupt? Und ist nicht jedes Ende auch ein Anfang?" Bevor Sie damit fertig sind, ist er weg – und das ist auch gut so! Oder Sie antworten: „Oh, toll, Schatz! So toll, dass ich dich auf der Stelle heiraten will!" Oder noch besser: Sie legen sich auf den Rücken, ziehen die Knie an den Bauch, schaukeln in dieser Haltung hin und her und verweisen mit einem dezenten „Ticktack, Ticktack" auf Ihre biologische Uhr.

Am besten ist allerdings, wenn Sie als Erste fragen: „Wie war ich?" Dann wird er schön dumm aus der Wäsche gucken.

Tipp 2: Nicht Komikerin werden

Natürlich ist es toll, dass Sie schlagfertig sind, und es gibt nach wie vor zu wenige Frauen auf der Bühne. Komikerin sein ist ein schöner Beruf, aber er führt dazu, dass Sie die Kontrolle über Ihre Sprüche verlieren. Ich spreche aus Erfahrung. Ich lebe mittlerweile nach dem Motto: „Lieber einen Freund verlieren als einen Spruch verschenken!" Obwohl sich das bei mir schon in der Kindheit abgezeichnet hat. Wir waren in einem sehr noblen Restaurant essen und meine Mutter sagte zum Kellner: „Packen Sie uns die Reste bitte für den Hund ein!" Ich: „Oh, toll, Mutti, wir kriegen einen Hund?" Dafür gab es zwar zwei Wochen Stubenarrest, aber unterm Strich war das ein Mörderspruch.

Damit Sie sehen, wie man sich mit zu viel Spontanwitzen sein Leben schwermachen kann, hier als Warnung für Sie noch ein paar Beispiele:

Kino: Letzte Woche war ich mit zwei Freunden im Kino, einer davon schwul, der andere hetero. Wir haben vom Kinoeingang aus weitere Bekannte, mit denen wir verabredet waren, gesucht, und da sagt der Hetero: „Ich weiß nicht, ich finde die einfach nicht, ich erkenn die nicht von hinten!" Daraufhin ich: „Ach, du erkennst die nicht von hinten? Na, dann lass doch unseren Schwulen suchen!" Ein Freund weniger, aber unterm Strich war das ein Mörderspruch!

Bundeswehr: Wissen Sie, dass ich richtig froh bin, dass wir als Frauen nicht zur Bundeswehr müssen, sondern nur dürfen? Stellen Sie sich mal vor, ich müsste zum Bund! Die Katastrophe wäre vorprogrammiert. Wenn zu mir jemand käme und sagte: „Präsentier das Gewehr!", würde ich doch antworten: „Sehen Sie hier, diese formschöne Handfeuerwaffe! Die könnte bald Ihnen gehören. Für Leute, die einfach mal Freunde treffen wollen. Auch mit diesem schönen Schalldämpfer erhältlich, für alle, die gerne eine ruhige Kugel schieben!" Drei Wochen im Bau, aber unterm Strich wäre das ein Mörderspruch.

Ostern: Wissen Sie, was ich Ostersonntag gemacht habe? Ich habe morgens um sieben einen Freund angerufen und ins Telefon gebrüllt: „Aufstehen!!! Hat Jesus auch getan!" Mein Freund war erstaunlich schlagfertig, er meinte völlig trocken: „Nee, das war aber um fünf!" Gut, nächstes Jahr rufe ich ihn um fünf an. Wenn er dann noch keine Geheimnummer hat.

Alkohol: Ein anderer (jetzt ehemaliger) Freund von mir hat mir von seinem guten Kumpel erzählt, der im Rollstuhl sitzt und mit dem er gerne in die Kneipe geht, weil der so viel trinken kann. Und was sag ich? „Klar kann der viel saufen! Der kann ja auch nicht umkippen!"

Hase: Neulich habe ich mit einer Freundin eine Radtour gemacht und dabei sind wir an einem totgefahrenen Hasen vorbei gekommen. Meine Freundin war total betroffen: „Ach Gottchen, das arme Tier!" – „Wieso das arme Tier? Der ist doch dran gewöhnt, ins Gras zu beißen!", ist meine grandiose Antwort! Ich habe ihr dann nur noch hinterherwinken können, aber unterm Strich war das wieder ein Mörderspruch!

Joggingschuhe: Denken Sie jetzt nicht, es trifft immer nur die anderen. Ich habe die Sprüche nicht mehr unter Kontrolle, also mache ich auch vor mir selbst nicht halt. Letzte Woche habe ich mir neue Joggingschuhe gekauft. Außerdem wollte ich mir noch Laufsocken kaufen, aber vorher wissen, ob die sinnvoll sind. Also frage ich den Verkäufer, und er meint: „Ich weiß nicht, neigen Sie zu Blasen?" Und ich darauf nur trocken: „Och, beim Laufen nicht!" Natürlich habe ich mich damit total bloßgestellt, aber unterm Strich war das ein Mörderspruch.

Sie sehen, bei mir ergibt sich der Freundesverlust zwangsläufig. (Dabei fällt mir auf, *zwangsläufig* ist eigentlich ein super Synonym für nymphoman: zwangs-läufig.) Trotzdem: Nehmen Sie sich kein Beispiel an meinen verbalen Ausfällen.

Obwohl es eine Ausnahme gibt: Wann immer Ihnen die unsympathische neue Freundin Ihres Ex-Freundes begegnet – und sind sie nicht alle unsympathisch? – dann hauen Sie ruhig alle Sprüche raus, die Ihnen einfallen! Wenn so eine zum Beispiel fragt, ob sie nicht mal zusammen einen Kaffee trinken sollten, sie hätten schließlich so viel gemeinsam, dann sagen Sie ruhig: „Was heißt hier gemeinsam haben? Wir müssen noch lange nicht einer Meinung sein, nur weil wir das Gleiche in den Mund nehmen!" Und setzen Sie ruhig noch einen drauf, indem Sie hinterherschieben: „Tja, da musst du wohl schwer schlucken, was?" Die sehen Sie nie wieder! Gut, Ihren Ex-Freund auch nicht, aber dafür war das unterm Strich ein Mörderspruch! Viel Spaß dabei!

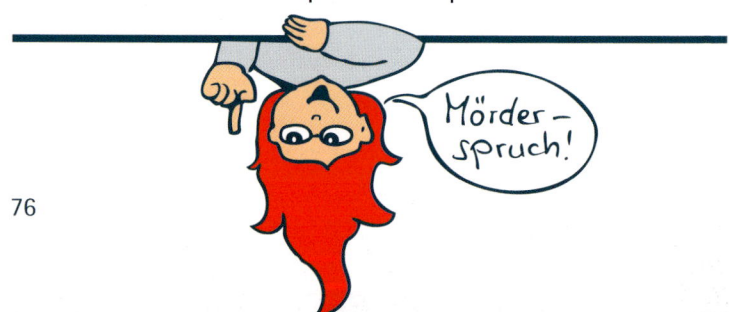

Kapitel V

Zu gebunden für Sex?

„In Beziehungen, wo nichts mehr läuft, läuft der Fernseher."

Unbekannt

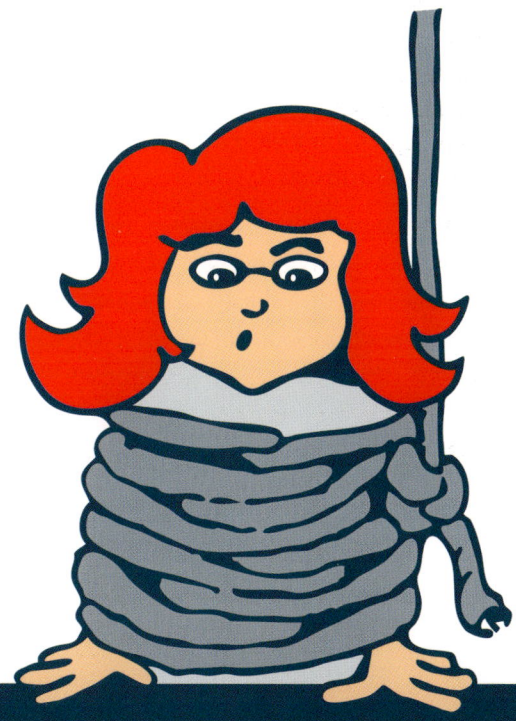

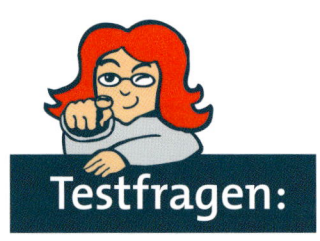

Testfragen:

Sind Sie gebunden?

1. **Von diesem Buch erwarten Sie …**

    a) … amüsante Hinweise zum Thema „Sex trotz Ehe".

    b) … Ideen für eine neue Kamasutra-Stellung.

    c) Erwarten? Bin ich denn verabredet?

2. **Wenn Sie länger mit einem Mann zusammen sind, dann …**

    a) … nimmt die Lust ab – im Gegensatz zu mir.

    b) … kann ich endlich mal wieder fremdgehen.

    c) Ich dachte, auf die Länge kommt's nicht an.

3. **Welcher Aussage zum Thema Ehe würden Sie zustimmen?**

    a) „Ehen beginnen meistens glücklich. Das Zusammenleben danach bringt erst die Probleme." (Willy Meurer, deutsch-kanadischer Kaufmann)

    b) „In mancher Ehe wird der Beischlaf zum Strafstoß." (Prof. Dr. med. Gerhard Uhlenbruch, dt. Immunbiologe)

    c) „Wenn Scheinehen verboten sind, warum stellt man dann Heiratsurkunden aus?" (Siegfried Wache, techn. Zeichner)

Auflösung siehe Seite 89

Ist Sex nicht wichtig?

Kennen Sie das auch? Die Häufigkeit des Sex nimmt mit der Länge der Beziehung ab. Das scheint ein ungeschriebenes Gesetz zu sein. Doch woher kommt das?

Ist es vielleicht einfach normal, dass die sexuelle Leidenschaft nachlässt? Wenn ja, warum frustriert es uns dann? Wissen Sie, was ich glaube? Das Fernsehen ist schuld! Nein, nicht weil wir dort in den Talkshows so viele unattraktive Menschen sehen, dass uns die Lust vergeht. Sondern weil wir den Eindruck vermittelt bekommen, dass alle Menschen – außer uns selber natürlich – ein wahnsinnig aufregendes Sexualleben haben. Die haben nicht einfach nur Sex, nein, die haben Sex mit Sextoys, Rollenspielen und im Swinger-Club. Und da kommt uns der einfache Sex zu Hause – womöglich nur zu zweit, pah – total langweilig vor.

Sagen Sie mal: Kennen Sie jemanden, der in den Swinger-Club geht? Nicht? Sehen Sie, ich kenne auch exakt eine Person, und die lebt nicht in einer Beziehung. Natürlich bindet man so ein Hobby nicht jedem auf die Nase, aber die engsten Freunde bekommen das doch irgendwann unter dem Siegel der Verschwiegenheit erzählt. Und was das heißt, wissen wir ja: Es macht spätestens am Montag die Runde im Büro.

Wenn Sie aber noch nie von jemandem gehört haben, der in den Swinger-Club geht, Ihre Freundin auch nicht, also auch deren Freundin nicht, sowie deren Freundin usw., können es doch so viele Menschen nicht sein, die dieses Hobby, nun ja, vertiefen, die da viel Energie reinstecken, dort Druck ablassen und versuchen, Leere zu füllen. Um nur ein paar anzügliche Wortspiele zu machen.

Es scheint also ein geringer Anteil der Bevölkerung zu sein, der ein ausuferndes Sexualleben hat. Diese 1 bis 2% der Bevölkerung werden von den Medien wiederum derart ausgeschlachtet, dass ich bei manchen Berichten das Gefühl habe, ich sehe dort alte Bekannte. Jeder Beitrag wird wiederholt und wiederholt und dann auf einem anderen Sender noch mal wiederholt, das potenziert sich! (Wortspiel, Sie verstehen?)

Wenn Sie jetzt noch berücksichtigen, dass die meisten Menschen übertreiben, wenn sie über ihr Sexleben berichten, dann ahnen Sie: Sex zu zweit am Wochenende ist total normal! Und das meine ich positiv.

Wissen Sie, warum Liebesschnulzen à la Rosamunde Pilcher immer mit dem „Sie-kriegen-sich-Moment" aufhören? Weil's danach bergab geht! Nach der Romantikkomödie folgt das Beziehungsdrama.

Wenn Sie zu Hause also kein Drama, sondern sogar ab und zu schönen Sex haben – seien Sie zufrieden! Ich weiß: ein Rat, der gerade von Frauen schwer zu befolgen ist.

Sollten Sie allerdings dauerhaft keine Lust mehr auf Sex haben, haben Sie vielleicht den falschen Partner gewählt. Damit das in Zukunft nicht wieder passiert, ein weiterer Rat: Setzen Sie vor der Suche nach einem neuen Partner die Pille ab. Warum? Weil Sie sich sonst den Falschen aussuchen. In der Partnersuche folgen wir immer noch einem steinzeitlichen Ur-Instinkt. Wir Frauen wählen den Partner, der sich genetisch am meisten von uns unterscheidet, damit unsere Kinder möglichst gesund werden. Ob der Mann dieses Kriterium erfüllt, riechen wir. Auch, wenn er frisch geduscht ist! Sind wir bereits schwanger, suchen wir allerdings einen Mann, der möglichst zuverlässig, sprich langweilig ist. Auch das riechen wir. Und hier kommt die Pille ins Spiel. Sie gaukelt unserem Körper vor, wir seien schwanger und bräuchten einen langweiligen Mann. Wir führen uns selber

an der Nase herum. Und Frauen ohne eine Scheinschwanger-
schaft sind uns eine Nasenlänge voraus.

Apropos Nasenlänge: „An der Nase des Mannes erkennt man
den Johannes." Auch ein beliebtes Klischee. Und so unsinnig.
Natürlich muss ein bisschen was vorhanden sein, wir wollen
schließlich Sex haben und nicht auf Schnitzeljagd gehen. Aber
damit Sex Spaß macht, ist nicht nur die Größe entscheidend.
Wichtig ist: Steht er oder steht er nicht? Wenn der Mann Humor
hat – es soll so seltene Exemplare geben –, dann kann allerdings
auch die Sache mit einem „Halbschlappen" lustig sein. Wenn
der gerade nicht so aufrechte Besitzer bei einer derartigen Pan-
ne die Zeit bis zum neuen Anlauf nutzt, um ein Stück Kuchen
mit Ihnen zu essen, und dann sagt: „Weißt du, was perfekt zum
Kuchen passen würde? Eine Latte!"

Lachen ist das beste Aphrodisiakum.

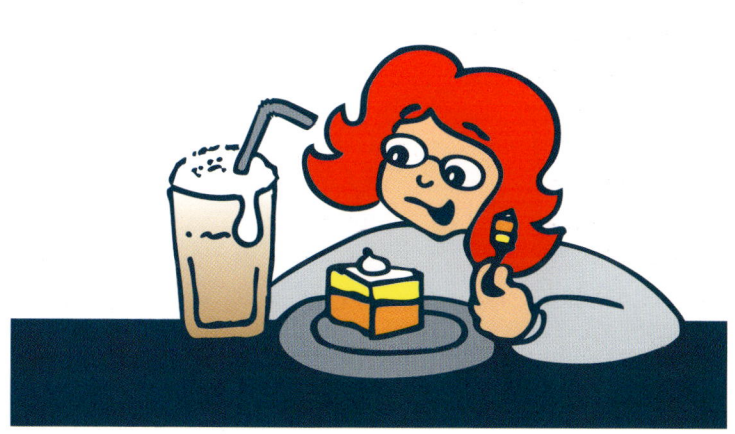

Ist Monogamie doch keine Lösung?

Wissen Sie, was mein Großvater früher zu meiner Mutter gesagt hat? Nein, woher auch! Aber ich verrate es Ihnen: „Wenn du Monogamie willst, dann heirate einen Schwan!" Da lag mein Großvater aber ganz schön daneben!

Lange Zeit galt der Schwan als Vorzeige-Monogamist. Das hat sich als Irrtum herausgestellt. Forscher haben mittlerweile bei Gentests herausgefunden (Forscher scheinen viel Zeit zu haben, womit die sich so beschäftigen. Mein lieber Schwan!), dass jedes 6. Küken das Ergebnis eines Seitensprungs war. Soll heißen: Die Schwanenmutter ist fremdgegangen, hat also mit einem anderen Schwan – ja, wie heißt es dann – gevögelt? Und dem Vater des Kuckuskükens (gibt es ein Wort mit mehr „k"?) schwant nichts Gutes.

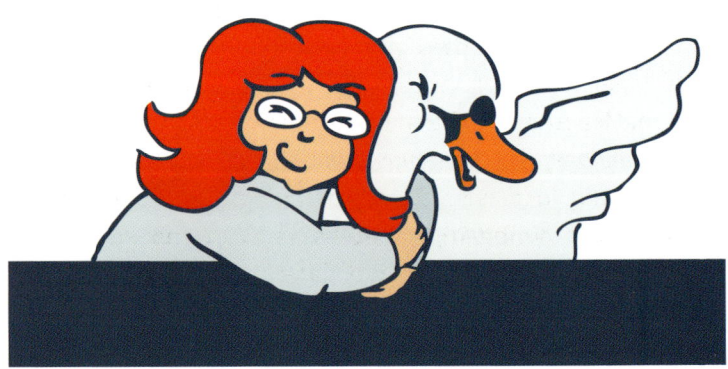

Schwäne sind also nicht monogam. Zumindest nicht sexuell. Nur sozial. Sie verbringen ihr gesamtes Leben miteinander, gehen aber fremd.

Genauso wie die Präriewühlmäuse, die lange als monogames Beziehungsmodell für uns Menschen galten. Auch da hat sich erwiesen: Die wühlen gerne mal in fremden Bettlaken!

Um es auf den Punkt zu bringen: Es gibt weltweit kein sexuell aktives Lebewesen, das nicht fremdgeht. Wir sind nicht monogam veranlagt!

Doch warum erwarten wir es dann voneinander? Und werden dadurch immer wieder enttäuscht? Von uns selbst und von unseren Partnern? Weil wir so erzogen wurden. Genau genommen verzogen. Und das nicht nur von unseren Eltern, sondern durch unsere gesamte Gesellschaftsform. 2000 Jahre Christentum haben uns beigebracht, dass Sex der Zeugung dient und nur in festen Partnerschaften stattzufinden hat. Natürlich wissen wir, dass dieses Gebot von kaum einem befolgt oder auch nur ernst genommen wird. Aber moralisch sind wir dadurch geprägt. Monogamie hat sich als einzig wahres Beziehungsmodell in unseren Köpfen breitgemacht.

Wissen Sie, was ich glaube? Das ist die Rache des Klerus dafür, dass er selber keinen Sex haben darf. Zumindest nicht mit Frauen. Ein schwuler Freund von mir sagt immer: „Mist, wenn ich früher gewusst hätte, dass ich schwul bin, dann hätte ich doch Messdiener werden können!" Der Arme. Und heute kann er nicht mal Haushälterin beim Pastor werden.

Aber egal, was die Kirche uns glauben machen will (hübsche Formulierung in diesem Zusammenhang, oder?), fest steht: Wir sind nicht monogam, höchstens seriell. Wir haben eine feste Beziehung, in der wir treu sind, dann trennen wir uns, haben die nächste feste Beziehung, in der wir treu sind, dann trennen wir uns – ich muss wohl nicht beschreiben, wie es weitergeht.

Jede dritte Ehe wird geschieden, die meisten Ehen nach fünf Jahren. Lebenslange Treue scheint uns also unmöglich. Dennoch hätten wir sie gern, weil wir glauben, dass Untreue unsere Beziehung gefährdet.

Hatten Sie schon mal unbedeutenden Sex? Also so ohne Liebe, einfach so, nur weil Sie geil waren? Sehen Sie, ich auch! Und jeder andere Mensch, den ich kenne, auch. Wir wissen also, dass Sex nichts mit Liebe zu tun haben muss. Also bedroht ein Seitensprung nicht automatisch die Beziehung. Und mal ehrlich, wenn Sie gerade mal keine Lust auf Ihren Mann haben oder er mal gerade keine Lust auf Sie hat, warum soll dann nicht jemand anders ...?

Wenn Ihnen eine gute Freundin erzählt, dass sie einen tollen One-Night-Stand hatte, dann freuen Sie sich für sie. Und ihrem Mann geht das mit seinen Freunden genauso. Gönnen wir unseren Freunden also mehr Spaß als unseren Partnern? – Ja! Das haben viele Paare mittlerweile erkannt und führen offene Beziehungen oder treffen Absprachen, was erlaubt ist und was nicht.

Dennoch sind diese Paare nicht automatisch glücklich. Ich weiß, das ist gemein, da erwecke ich den Eindruck, eine Lösung anzubieten und dann ist es gar keine. Okay, hier ist eine mögliche Lösung: Senken wir unsere Erwartungen! Wenn Sie sich zum Beispiel ein neues Kleid kaufen, dann wollen Sie entweder, dass es modisch ist, der Hit der Saison, oder Sie wollen einen Klassiker, der lange haltbar ist. Sie würden nie auf die Idee kommen, von einem Saisonkleid zu erwarten, dass es ewig hält. Oder von einem Klassiker, dass er topmodisch ist. Das wäre unrealistisch.

In Beziehungen sind wir total unrealistisch. Manche nennen das romantisch. Wir erwarten ewige Liebe, Gemeinsamkeiten ohne Ende, Freundschaft und guten Sex. Das Dumme (also außer uns) ist nur: Alles zusammen geht nicht!

Liebe

Liebe ist zwar wunderschön und mystisch, hat aber den kleinen Nachteil, dass sie sich unserer Kontrolle entzieht. Und darauf wollen Sie sich verlassen? Sogar Versprechen abgeben?

Gemeinsamkeiten ohne Ende

Natürlich ist es schön, wenn man gemeinsame Interessen hat. Meistens hat man sich deswegen überhaupt kennengelernt. Aber kennen Sie auch solche Paare, die nur noch von „wir" sprechen? Auch wenn nur einer von beiden da ist?

„Hast du Lust, am Freitag mit mir ins Kino zu gehen?" – „Wir denken drüber nach!"

„Was machst du in den Ferien?" – „Das wissen wir noch nicht!"

„Weißt du, wer mich total nervt?" – „Wir?" – „Ja, genau!"

Mal ehrlich, was wollen die sich noch erzählen?

„Du, ich habe heute ..." – „Weiß ich doch, ich war dabei."

„Und dann habe ich gestern ..." – „Ja, ich war dabei!"

„Aber morgen, da werde ich ..." – „Ich weiß, ich komme mit."

„Ist dir auch so langweilig?" ...

Freundschaft

Nichts gegen Freundschaft! Aber wenn der Partner der einzige Freund ist, dann läuft was schief. Mit wem wollen Sie reden, wenn Sie sich mit Ihrem Partner gestritten haben? Sie können schlecht sagen: „Du warst gestern so bescheuert, ich muss mich mal kurz ein bisschen bei dir über dich auskotzen!"

Und ehrlich gesagt, die meisten meiner Freunde finde ich nicht sexy, deswegen sind sie meine Freunde und eben nicht meine Partner.

Guter Sex

Sex muss in einer Beziehung vielen Ansprüchen gerecht werden. Er soll: • so bleiben wie am Anfang,
  • regelmäßig stattfinden,
  • geil sein,
  • immer wieder neu und gleichzeitig vertraut sein.
Bisschen viel für etwas, das Spaß machen soll.

Wie lösen wir jetzt dieses Dilemma? Ganz einfach: Bleiben Sie realistisch und Sie selbst! Realistisch heißt, die Liebe nicht mit Erwartungen überfrachten. Bleiben Sie sich selbst treu, dann behalten Sie Ihre Interessen und Freunde und versinken nicht in distanzloser, sexarmer Symbiose.

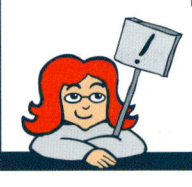

Ich glaube, das ist sowieso die beste Form der Monogamie: sich selbst treu bleiben! Mit allem anderen kommen Sie dann schon klar.

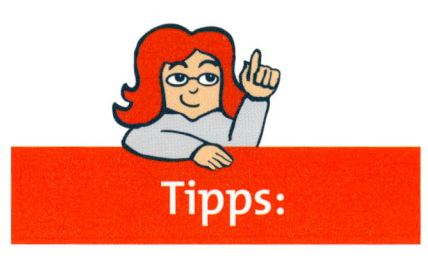

Tipps:

So vereinbaren Sie Partnerschaft und Sex!

Tipp 1: Bleiben Sie attraktiv

Damit meine ich nicht, dass Ihr Mann nicht wissen sollte, wie Sie ungeschminkt aussehen oder dass Sie normalerweise Haare an verschiedenen Körperstellen besitzen. Ihr Mann sollte Sie im Zweifelsfall auch nach drei Wochen in freier Wildbahn ohne Spiegel, Schminke und Rasierer erkennen – und auch lieben.

Aber wenn er Sie zum Beispiel mit Kleidergröße 40 kennengelernt hat, ist es verständlich, wenn er Sie mit einer Kleidergröße jenseits der 50 nicht mehr ganz so attraktiv wie am Anfang findet. Auch ein kompletter Typwechsel ist nicht ratsam. Es sei denn, sie wollen den Typ wechseln.

Das Gleiche gilt natürlich auch und fast noch mehr für ihn. Das Einstellen der Körperpflege ist in jedem Fall unentschuldbar! Und Bierbäuche mögen zwar praktisch sein (dann hat das beste Stück bei Regen ein Dach über dem Kopf und die Schuhe bleiben trocken), aber attraktiv sind sie auf keinen Fall. Außerdem schränken sie die sexuellen Spielmöglichkeiten zu sehr ein.

Tipp 2: *Gemeinsam lachen*

Paare, die lange glücklich zusammen sind, sagen, dass ihr Beziehungsgeheimnis ist, gemeinsam lachen zu können. Warum ist gerade das so wichtig? Also erstens, weil Lachen Spaß macht! Und zweitens: Haben Sie schon mal versucht, wütend zu bleiben, wenn z.B. im Park ein Hund lustig herumspringt?

Natürlich soll Ihr Partner nicht lustig im Park herumspringen, wenn Sie sich gestritten haben. (Obwohl, ist eigentlich auch eine hübsche Idee. Einfach Eintrittskarten für ein Sportevent an ein Hölzchen binden und „Los, hol das Stöckchen!" spielen. Zu albern, ich weiß. Schade.) Trotzdem führt gemeinsames Lachen dazu, dass man seine negativen Gefühle dem Partner gegenüber abbaut. Wer lacht, ist automatisch wieder sympathisch, wir verbinden mit ihm wieder ein positives Gefühl.

Wir alle sind lieber mit Menschen zusammen, die uns positiv stimmen, als mit Menschen, mit denen das Leben schwer erscheint. Sonst wären wir alle verliebt in Xavier Naidoo.

Sie denken jetzt vielleicht: „Und was ist, wenn uns nichts Lustiges einfällt, über das wir lachen können?" Nun, gegenseitiges Kitzeln ist erlaubt! Macht Spaß und bringt uns zum Lachen – und wenn wir dann schon dabei sind, uns anzufassen, wer weiß …

Tipp 3: *Seien Sie tolerant*

Was soll ich noch mehr sagen? Seien Sie nachsichtig mit Ihrem Liebsten. Er ist doch auch nur ein Mann.

Und mit uns haben es die Männer schließlich auch nicht immer leicht. Aber mit ein bisschen Verständnis und Toleranz füreinander kriegen wir das schon hin!

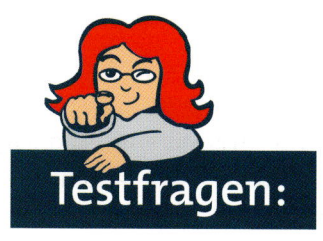

Testfragen:

Auflösung

2- bis 5-mal Antwort a

Sie sind die perfekte Leserin!

2- bis 5-mal Antwort b

Sie Luder. Weiter so!

2- bis 5-mal Antwort c

Ach, egal, wenigstens können Sie lesen!

Danksagung

Als Erstes danke ich denen, die ich hier vergessen habe. Irgendwen vergisst man ja immer. Ich hoffe, es sind nicht viele.

Danke an ...

- Thomas für seine Liebe.

- Veronika Giesler für das tolle Design und dafür, dass sie die Dinge meist noch besser zeichnet, als ich sie im Kopf habe.

- Lisa Mecky für ihre Unterstützung bei den Fragebögen am Anfang von jedem Kapitel.

- Alexandra und Kathleen von *Wortunion* für die Betreuung bei der Erstellung dieses Buches.

- Usch Günther, *Cooltouragentur,* für die fruchtbare und angenehme Zusammenarbeit.

- Lutz von Rosenberg-Lipinsky für das effiziente Coaching.

- den *Quatsch Comedy Club* und die *Ufa Fabrik* dafür, dass sie mir früh Chancen und Zeit gegeben haben, mich auf der Bühne zu entwickeln.

- Tillmann Courth (der auch für mich Regie geführt hat) und Heike, die so sehr an mich geglaubt haben, dass sie mir Geld geliehen haben, damit ich bei der Sparkasse aufhören kann. Was zeigt, dass beide nicht nur hilfsbereit und großzügig sind, sondern auch unglaublich naiv. Leihen einer Künstlerin Geld, wie süß! Aber es ist ja gutgegangen.

– Wolfram, Lisa, Ines, Vrandi, Marc, Gregor, Imke, Jojo, Tine, Mark, Greg und allen anderen Freunden für die Freundschaft und dass sie sich mit meinem Tourplan arrangieren.

– das Café *Beans* und das *Café Olé* in Berlin-Tempelhof, die immer einen Tisch für mich frei hatten, an dem ich schreiben konnte und die mich immer mit Essen versorgen, wenn ich von einer Tour komme und der Kühlschrank leer ist.

Und natürlich ein Dank an die Kölner Sparkasse, die für mich als Arbeitsplatz so ungeeignet war, dass ich mich getraut habe, Künstlerin zu werden.

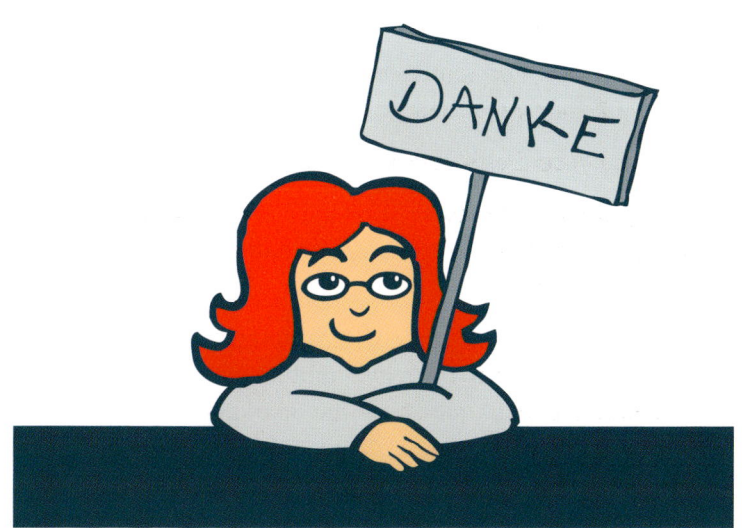

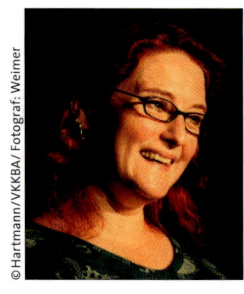

Anny Hartmann wuchs in Köln auf, studierte dort Volkswirtschaftslehre und schloss das Studium im Herbst 2000 mit Diplom ab. Danach arbeitete sie bei der Sparkasse. Im Sommer 2003 nahm sie Abschied von allen Versuchen, ein bürgerliches Leben zu führen. Sie kündigte ihre Stelle, verließ Köln und lebt seitdem als freiberufliche Komikerin, Autorin und Regisseurin glücklich in Berlin. **www.annyhartmann.de**

Anny Hartmann tourt mit ihrem Programm „Zu intelligent für Sex?" durch Deutschland, u. a. ist sie in Aachen, Augsburg, Berlin, Bremen, Bielefeld, Darmstadt, Dinslaken, Erlangen, Frankfurt, Hamburg, Hanau, Köln, Mainz, Neumünster, Nürnberg …

Comedy bei Lappan

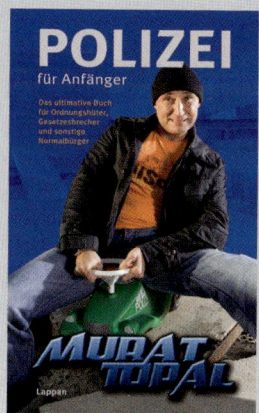

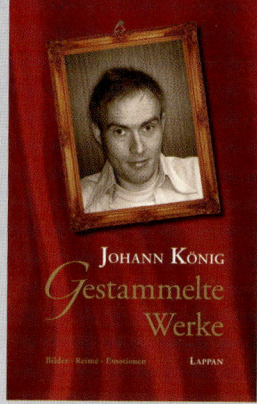

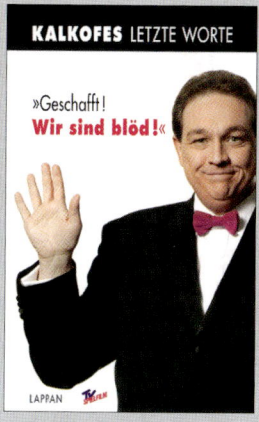

Murat Topal
Polizei für Anfänger
ISBN 978-3-8303-3182-7

Johann König
Gestammelte Werke
ISBN 978-3-8303-3144-5

Oliver Kalkofe
Kalkofes letzte Worte
„Geschafft! Wir sind blöd!"
ISBN 978-3-8303-3169-8

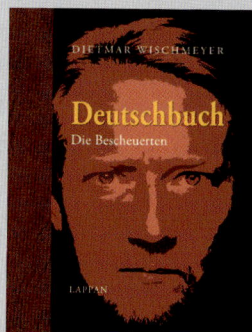

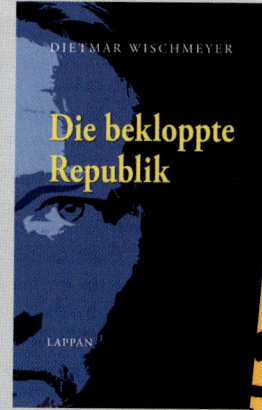

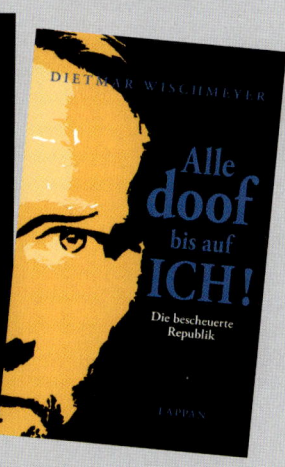

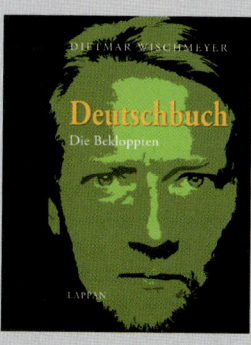

Dietmar Wischmeyer

Deutschbuch – Die Bekloppten
ISBN 978-3-8303-3131-5

Deutschbuch – Die Bescheuerten
ISBN 978-3-8303-3119-3

Die bekloppte Republik
ISBN 978-3-8303-3170-4

Alle doof bis auf ICH!
ISBN 978-3-8303-3238-1

www.lappan.de